儿童肿瘤
百问百答

向日葵儿童◎编著

清华大学出版社
北京

图书在版编目（CIP）数据

儿童肿瘤百问百答 / 向日葵儿童编著. —北京：清华大学出版社，2021.11
（向日葵儿童科普丛书）
ISBN 978-7-302-59512-0

Ⅰ.①儿… Ⅱ.①向… Ⅲ.①小儿疾病—肿瘤—诊疗—问题解答 Ⅳ.①R73-44

中国版本图书馆CIP数据核字（2021）第236971号

责任编辑：胡洪涛　王　华
封面设计：营航航
责任校对：王淑云
责任印制：朱雨萌

出版发行：清华大学出版社
　　　　　网　　　址：http://www.tup.com.cn, http://www.wqbook.com
　　　　　地　　　址：北京清华大学学研大厦A座　　　　邮　　　编：100084
　　　　　社　总　机：010-62770175　　　　　　　　　　邮　　　购：010-62786544
　　　　　投稿与读者服务：010-62776969, c-service@tup.tsinghua.edu.cn
　　　　　质量反馈：010-62772015, zhiliang@tup.tsinghua.edu.cn
印　装　者：天津鑫丰华印务有限公司
经　　　销：全国新华书店
开　　　本：145mm×210mm　　　印　　张：6.5　　　字　　数：144千字
版　　　次：2022年1月第1版　　　印　　次：2022年1月第1次印刷
定　　　价：39.90元

产品编号：094886-01

（按姓氏笔画排序）

王　珊　　重庆医科大学附属儿童医院肿瘤外科主任医师、教授

王开美　　中山大学孙逸仙纪念医院儿科肿瘤专科主治医师

王坚敏　　上海交通大学医学院附属上海儿童医学中心血液肿瘤科副
　　　　　主任医师

王金湖　　浙江大学医学院附属儿童医院肿瘤外科主任医师

王焕民　　首都医科大学附属北京儿童医院肿瘤外科主任医师、教授

王景福　　山东省肿瘤医院儿童肿瘤科主任医师

方拥军　　南京医科大学附属儿童医院血液肿瘤科主任医师

兰和魁　　南方医科大学珠江医院儿科中心小儿肿瘤科主任医师

成海燕　　首都医科大学附属北京儿童医院肿瘤外科副主任医师

吕　凡　　上海交通大学医学院附属新华医院儿普外科副主任医师

吕丹尼　　浙江大学医学院附属儿童医院肿瘤外科 / 普外科主管护师

任　寒　　首都医科大学附属北京儿童医院肿瘤外科主管护师

刘　阳　　北京大学第一医院儿科血液 / 肿瘤专业主管护师

刘安生　　西安市儿童医院血液肿瘤科主任医师

刘钧澄　　中山大学附属第一医院小儿外科主任医师、教授

闫　杰　　天津医科大学肿瘤医院儿童肿瘤科副主任医师

汤静燕　　上海交通大学医学院附属上海儿童医学中心血液肿瘤科主
　　　　　任医师、教授

孙凌霞　　原约翰斯·霍普金斯医院（Johns Hopkins Hospital）美

国注册营养师，儿科临床营养师

李　凯　复旦大学附属儿科医院肿瘤外科主任医师

杨　维　首都医科大学附属北京儿童医院肿瘤外科主任医师

杨文利　首都医科大学附属北京儿童医院临床营养科主治医师

杨晓梅　济南市儿童医院血液肿瘤科副主任医师

吴文湄　深圳市儿童医院社工部社会工作师

张伟令　首都医科大学附属北京同仁医院儿科主任医师

张振勇　中国医科大学附属盛京医院放疗科副主任医师

张福泉　北京协和医院放疗科主任医师

张翼鷟　中山大学肿瘤防治中心儿童肿瘤科主任医师、教授

陈　静　华中科技大学同济医学院附属协和医院肿瘤中心骨软组织
　　　　肿瘤科主任医师

陈丽骊　浙江大学医学院附属儿童医院肿瘤外科 / 普外科主管护师

武玉睿　首都儿科研究所附属儿童医院胸部及肿瘤外科副主任医师

罗学群　中山大学附属第一医院儿科血液专科主任医师、教授

季　钗　浙江大学医学院附属儿童医院儿童保健科主任医师

岳金波　山东省肿瘤医院放疗科主任医师

周　翾　首都医科大学附属北京儿童医院血液病中心主任医师

周志坚　复旦大学附属儿科医院麻醉科副主任医师

郑丽丽　浙江大学医学院附属儿童医院肿瘤外科 / 普外科主管护师

赵　强　天津医科大学肿瘤医院儿童肿瘤科主任医师、教授

赵卫红　北京大学第一医院儿科血液 / 肿瘤专业主任医师

费　俊　上海交通大学医学院附属上海儿童医学中心临床营养科主
　　　　管营养师

贺湘玲　湖南省人民医院儿童血液肿瘤科主任医师、教授

潘守东　　首都儿科研究所附属儿童医院麻醉科主任医师

鞠秀丽　　山东大学齐鲁医院儿科血液肿瘤病房主任医师、教授

魏菊荣　　深圳市儿童医院临床营养科主任医师

广义的儿童肿瘤包括血液肿瘤和实体肿瘤。与白血病相比，实体肿瘤进展更快，从 I 期发展到 IV 期可能只需要几个月，一旦误诊，将错过最佳的治疗时机。但大众一般只知道儿童白血病，却没听说过实体肿瘤的名字，包括髓母细胞瘤、神经母细胞瘤、横纹肌肉瘤、肝母细胞瘤、肾母细胞瘤……这一个个陌生的名字，像一根根尖锐的刺扎进患儿家长心中。

在日常的科普工作中，我们见到很多刚刚确诊儿童肿瘤的患儿家长因为对疾病缺乏了解而恐慌，更因为不知道去哪里获取准确可靠的信息而迷惘。为了让患儿家庭在确诊初期快速扫除信息盲区，建立击退病魔的信心，"向日葵儿童科普丛书"项目应运而生。2020 年 4 月，我们正式出版了丛书的第一本：《儿童白血病百问百答》。书中收录的 200 多个常见疑问和答案，基本覆盖了儿童白血病的方方面面。短短一年多时间，这本书已经加印了 5 次，数以万计的白血病患儿和家长从中获益。在这个过程中我们也收到了很多来自一线的积极反馈，了解到这本书已经成为很多新发患儿家长的必读工具书。

这是"向日葵儿童科普丛书"的第二本，针对的主要读者是实体肿瘤患儿的家庭，主要包括以下这些类型：

- 神经母细胞瘤
- 视网膜母细胞瘤
- 肾脏恶性肿瘤
- 肝脏恶性肿瘤

● 恶性骨肿瘤

● 软组织肉瘤（横纹肌肉瘤、纤维肉瘤等）

● 生殖细胞和滋养细胞及其他生殖腺恶性肿瘤

● 癌和其他恶性上皮肿瘤

● 其他和未特指类型恶性肿瘤

我们在这本书里，着重请专家们解答各类实体肿瘤患儿家长们面临的一些重要的共性问题。全书分为基础篇、心理篇、治疗篇、营养篇、护理篇和康复篇六大篇章。

基础篇帮助家长建立对儿童肿瘤的基本认知，比如，儿童肿瘤能治好吗？儿童肿瘤会遗传吗？第一个孩子得了儿童肿瘤，家长还能要二胎吗？儿童肿瘤的常见治疗方法有哪些？等等。

心理篇，为家长从自身的心理调节、婚姻关系的维护、与孩子的沟通、与医生的沟通等方面提供了专业的建议。积极乐观的心态和家庭氛围是保障孩子战胜疾病的重要因素。

治疗篇介绍了应对儿童肿瘤的六大"法宝"：手术、化疗、放疗、自体干细胞移植、前沿疗法和舒缓治疗。这六大"法宝"都是儿童恶性实体肿瘤的常见治疗方法，孩子可能接受这些治疗方法中的一种或几种的组合。家长们提前了解每种疗法的效果和副作用，做到心中有数，就能更好地理解医生的治疗决策。

营养篇解答了诸如治疗期间"每日三餐时间如何安排？""治疗期间有什么不能吃的吗？""民间流传的发物说法有根据吗？"等非常生活化又实用的问题。在治疗期间，体重下降 5%，就会显著增加感染率、降低生存率。所以，好的营养状态对保障治疗的顺利进行和良好的康复特别重要。

护理篇讲的则是家长如何照顾和护理治疗期间的孩子。比如做完骨穿或者腰穿后有什么注意事项？孩子口腔出血怎么办？血小板过低怎么办？PICC和输液港在家中如何维护？出现突发紧急情况的时候该如何处理？解决好这类问题，家长们即使在家，也能用科学的方法照顾好孩子。

儿童实体肿瘤经过规范的治疗和随访，大多数常见肿瘤的患儿最后都能康复，恢复学校生活，上大学，直至结婚生子。最后的康复篇便是希望帮助初诊患儿的家长们建立长期心态，儿童肿瘤5年不复发，就算治愈了吗？如何防止肿瘤复发？患儿成年后结婚生子是否受影响？如何关注患儿康复后的心理健康？为整个家庭点燃一盏希望的明灯，照亮通往美好未来的路。

祝愿孩子们都能早日康复，在战胜儿童肿瘤的路上，不孤单，有希望！

向日葵儿童

基础篇

知己知彼，百战不殆

儿童为什么会得肿瘤？

很多家长非常想知道什么原因导致他们的孩子得肿瘤。儿童肿瘤的病因目前尚无明确定论，考虑为多因素综合作用形成，只有很小一部分是由遗传因素导致的。

另外一种可能是这些突变的基因并不源于父母，而是在胚胎发育过程中（出生前）出现的突变，这类肿瘤是不遗传的。

近些年来，我们越来越关注环境因素与儿童肿瘤的相关性。目前，与儿童肿瘤发病相关的病毒感染方面的因素，相对比较有共识的是 EB 病毒，它可以引起儿童某些类型的淋巴瘤、鼻咽癌及噬血细胞综合征。噬血细胞综合征在很多疾病中都可以发生，特别是在肿瘤儿童中，如果由 EB 病毒引起噬血综合征，死亡率是比较高的。

放射性因素也是肿瘤发生的明确原因，比如苏联及日本发生的核泄漏事件。但这并不意味着带孩子常规去做 CT、磁共振检查就有危险性，家长大可不必对这些医学检查的辐射有疑虑。另外，现在随着生活条件的好转，人们经常乘飞机，乘飞机的时候也有射线，但这种射线对于人体的免疫功能来说，并不足以成为引起肿瘤的单一原因。

儿童肿瘤有哪些？

与成人肿瘤一样，儿童肿瘤也分为良性和恶性。所幸的是，大多数儿童肿瘤属于良性，占全部儿童肿瘤的 75%~85%，其中以各类血管瘤、淋巴管瘤最为多见。良性肿瘤与周围正常组织之间有一层完整的纤维性包膜，边界清晰。良性肿瘤一般生长缓慢，有些可以伴随人的一生，有些肿瘤甚至会逐渐缩小。

当孩子长了良性肿瘤时，一般最初不会有明显的症状，只有在肿瘤长到一定大小，开始挤压周围脏器，并影响这些脏器的正常生理功能时，才会出现症状。

关于儿童肿瘤的类型，大家可能首先会想到白血病。儿童最常见的恶性肿瘤（癌症）的确是血液系统肿瘤，除白血病外，还有淋巴瘤、朗格汉斯细胞组织细胞增生症等；其次为中枢神经系统肿瘤，包括脑瘤和脊髓肿瘤；另外还有一些恶性实体肿瘤，例如神经母细胞瘤、肾母细胞瘤、肝母细胞瘤、软组织肉瘤（常见的有横纹肌肉瘤、滑膜肉瘤、原始神经外胚叶肿瘤等）、生殖细胞肿瘤、骨肿瘤、视网膜母细胞瘤等。

❝ 儿童肿瘤发病率如何？ ❞

权威医学杂志《柳叶刀·肿瘤学》在 2019 年发布了首份评估儿童和青少年癌症的全球疾病负担报告，报告分析称，儿童恶性肿瘤（癌症）是继成人肺癌、肝癌、胃癌、结肠癌和乳腺癌之后，全球第六大癌症负担。

报告显示，2017 年全球儿童癌症负担最高的地区是亚洲和大洋洲。印度的儿童癌症负担最高，中国位居全球第二。

在美国 2020 年发布的关于癌症状况的年度报告中显示，0~14 岁儿童的癌症发病率总和为每 10 万人 16.8 例。儿童最常见的癌症为白血病、脑和其他神经系统肿瘤以及淋巴瘤，发病率分别为每 10 万人 5.2 例、每 10 万人 3.8 例和每 10 万人 1.6 例。

而根据中国抗癌协会的数据显示，全国儿童肿瘤的发病率近十年每年都以 2.8% 的速度增加，每年有 3 万～ 4 万名中国儿童确诊恶性肿瘤。

为什么儿童肿瘤发病率近年有增多的趋势？

儿童肿瘤近年来有增多趋势，其原因可能有很多：我国经济水平的提高、医疗水平的发展，推动了诊疗技术水平的提高、疾病分类细化和登记完整性的变化，比如以前没有条件看病的以及没有及时诊断的患儿，现在有条件就诊或者更容易获得诊断了；另外，还包括一些危险因素的变化，如母亲生育年龄的增大、环境因素的改变等。

儿童肿瘤跟成人肿瘤一样吗？

儿童肿瘤绝不是缩小版的成人肿瘤，它们是两种截然不同的疾病。

首先，儿童肿瘤与成人肿瘤在成因和常见病理类型上有较大区别，儿童肿瘤多数是在胚胎发育过程中形成的，成人肿瘤多数是由于机体在环境刺激下产生各种各样的基因突变不断累积而发生的。

其次，并非成人肿瘤体积就大，儿童肿瘤体积就小，由于儿童自述不清楚，当我们发现儿童患肿瘤的时候，肿瘤体积可能已经很大了。

最后，最重要的一点区别是儿童肿瘤的总体治愈率要优于成人肿瘤。

	儿童肿瘤	成人肿瘤
发病机制	先天因素为主，其中约10%是因为从父母那里遗传了致癌基因	先天因素和后天因素共同作用的结果。后天因素主要包括环境因素、生活习惯、感染等
种类	血液肿瘤和实体肿瘤各占一半左右。血液肿瘤主要是白血病和淋巴瘤；实体肿瘤以胚胎性肿瘤为主，如神经母细胞瘤、肾母细胞瘤等	实体肿瘤为主，多为上皮组织来源，比如肺癌、乳腺癌、结直肠癌等
生存率	经过规范治疗，整体生存率能达到80%以上，有些亚型甚至能到95%以上。治疗目标通常是临床治愈	不同肿瘤差异很大，早期治愈率高，晚期治愈率低，整体远不如儿童肿瘤。治疗目标通常是提高生活质量，长期带瘤生存
症状	发病比较隐匿，但细胞生长旺盛，进展速度快。加上儿童体检不规律，认知和表达能力差，很多肿瘤早期容易被忽视，耽误诊断	成人比较关注自身健康，出现不适风险警觉性高，加上定期体检和筛查普及，更容易发现肿瘤

儿童肿瘤能治好吗？

儿童肿瘤的整体生存率能达到 80% 以上，远远高于成人肿瘤。儿童肿瘤治疗效果更好，一方面是肿瘤特性决定了其对化疗更敏感；另一方面是儿童身体状态好，能承受更高的放疗、化疗强度，治疗后恢复能力也更强。再者，家长越来越重视孩子体检，早发现、早诊断、早治疗，大大提高了治疗效果。

儿童实体肿瘤经过规范的治疗和随访，大多数罹患常见肿瘤的患儿最后都能康复，恢复学校生活，上大学，直至结婚生子。所以，家长、医护人员更应该关心儿童的长期生存质量。在制定治疗方案时应秉持的理念是：既要保证疗效好，同时也要尽量减少治疗相关

5

毒副作用，让孩子们安全、健康地度过接下来的人生。

肿瘤的大小和治疗效果有关系吗？是不是越大越危险？

首先，儿童肿瘤的治疗预后不是单单取决于肿瘤的大小，肿瘤本身的一些临床和生物学的特征也很重要，比如肿瘤是否转移。临床上经常看到这样的现象：有一些肿瘤的原发病灶非常大，直径可能达二三十厘米，甚至更大，但是它没有发生远处转移；而有些原发的肿瘤病灶可能只有两三厘米，却伴有肝脏、肺、骨骼等全身多处转移。如果一个肿瘤的侵袭性和发生远处转移的能力很强，那么预后就会比较差；而一些肿瘤虽然很大，但是没有发生远处转移，可以通过综合治疗的方式，实现原发病灶的完整切除，从而获得一个比较好的预后。从这点来说，肿瘤直径大小跟预后没有必然的关系。所以儿童肿瘤专科医生总是强调肿瘤要早发现，最好是在还没有发生转移的时候被发现，对总体的预后一定是有帮助的。

但是，肿瘤的大小跟预后还是有关系的。一个可以做手术切除的大肿瘤如果有比较多的血供，回流的静脉曲张很厉害，手术过程中可能会发生更多的出血，从而影响手术视野和进程。从这点来说，肿瘤大小跟预后是有关系的。

哪些因素会影响儿童肿瘤的预后？

有三个重要因素影响儿童肿瘤的预后。

第一是危险度的分组，一般危险度分组越高疗效越差。危险度分组包括高危、中危、低危，分组需要综合很多因素和指标，由专科医生来评估，与孩子的肿瘤分期、生长部位、发病年龄、性别、免疫表型、病理类型、基因突变等都有关。近年来，儿童白血病和实体肿瘤的预后越来越好，就是因为所有儿童肿瘤都是按照不同危险度来进行治疗的，现在有些成人肿瘤的治疗也在学习儿童肿瘤治疗中的危险度分组。

第二，是否接受规范治疗是影响治疗效果的一个非常重要的因素。

第三，治疗反应是否敏感有效也是决定预后的一个关键因素。患相同的病，肿瘤分期危险度相同，甚至经同一位医生治疗的情况下，为什么有些孩子的治疗效果就没有其他孩子好？这是因为每个人都有自己的基因表达，对药物的敏感性不同。

儿童肿瘤会传染吗？

想知道儿童肿瘤会不会传染，首先要了解什么是肿瘤。肿瘤是一种机体本身的细胞的基因发生改变引起的疾病，也就是说，它是由控制我们细胞功能的基因发生变化引起的，基因突变造成细胞的生长和分裂方式的改变，进而形成有别于正常细胞的肿瘤细胞。

和成人肿瘤一样，大多数儿童肿瘤被认为是基因突变导致细胞生长失控并最终形成的结果。所以说它不是由病原微生物直接导致的疾病，因此不会在人群中发生传染。临床上也确实罕见肿瘤传染的现象。

> **儿童肿瘤会遗传吗？第一个孩子得了儿童肿瘤，家长还能要二胎吗？**

要回答肿瘤会不会遗传这个问题，最重要的是了解儿童肿瘤是由什么原因引起的。儿童肿瘤的病因目前尚无明确定论，考虑为多因素综合作用形成，只有很小一部分是由遗传因素导致的。这部分孩子出生时已带有突变和致癌的基因，这种跟遗传相关的基因突变叫胚系突变，意思是一个人发生肿瘤的原因是携带了来自其父母生殖细胞的基因突变，并不是孩子在自己的生长过程中产生的基因突变，所以这是有一定遗传根源的基因突变。幸运的是，权威数据显示，所有儿童肿瘤中携带具有致病性遗传倾向的胚系突变比例不到 10%。

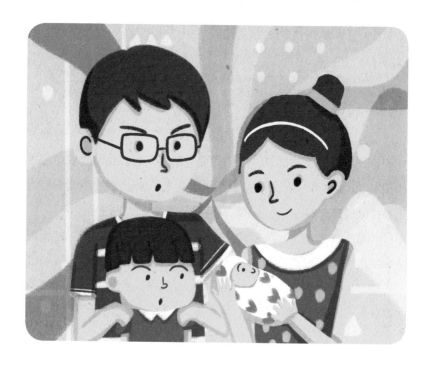

遗传性的儿童肿瘤包括视网膜母细胞瘤、恶性外周神经鞘瘤、肾上腺皮质癌等。

还有一种可能是这些突变的基因不是源于父母，而是在胚胎发育过程中（出生前）出现的突变，这类肿瘤是不遗传的。儿童肿瘤，特别是儿童实体肿瘤，大多数都是胚胎源性，也就是在胚胎发育过程中形成的肿瘤。这些异常有可能在产前 B 超检查时发现，但是有些潜伏下来的少量异常细胞或者很小的异常组织，出生后随着肿瘤的增大才会被发现。

综上所述，儿童肿瘤绝大多数都不是遗传病，大多数家长可以放心生二胎。但是如果有癌症家族史，即几代人中有多个人患肿瘤（不一定是同一种肿瘤），如果孩子发生肿瘤就需要更加关注遗传因素，有无其他畸形。有肿瘤家族史的或者所患的肿瘤有遗传倾向的，家长计划生二胎前可以到遗传咨询门诊做常规筛检。

儿童实体肿瘤为什么会发现较晚？

一般当儿童被诊断为恶性肿瘤之后，周围人以及一些家长会疑惑，怎么孩子的肿瘤突然间会这么大，发现得这么晚。其实是因为儿童肿瘤自身的一些特点导致其不能被及时发现。

儿童不像成人一样，会叙述自己不舒服的地方。举个例子，肝癌成人患者在晚上睡觉时会感觉肚子胀痛或被胀醒。但儿童如果得了肝脏肿瘤，即使已经很大了，家人最多只会觉得孩子稍微哭闹一点，以为是没吃饱或热了、口干等，容易忽略真正的原因。

家长有时会存在认识上的误区，认为孩子的肚子都是会胀的。

儿童实体肿瘤发展到一定程度，肿瘤增长会越来越快，这就要求家长给孩子洗澡换衣服时要注意，最好定期给孩子进行腹部超声检查以便及时发现腹部肿物。

儿童肿瘤应该怎么治？

儿童所患的肿瘤种类不同，相对应的治疗也不同。对于儿童肿瘤的整体治疗来讲，一定要先"知己知彼"，才能"百战不殆"。所以在开始治疗之前一定要先给肿瘤做评估：

第一，评估是什么肿瘤。因为不同的肿瘤生物学行为不一样，需要的治疗药物和治疗策略也不一样。同样是肝脏肿瘤，明确是肝母细胞瘤、肝癌、未分化肉瘤还是良性的肿瘤，是非常重要的，一般可以通过穿刺活检来获得病理诊断。

第二，确认肿瘤有没有发生转移。除了原发病灶，还有哪些地方有转移病灶。肿瘤的临床分期不一样，后面的治疗方案与策略也不同，而且对治疗效果的评估也非常重要。例如，治疗一到两个疗程后对发现的病灶逐个评估，如果发现了新的病灶，说明肿瘤对治疗不是很敏感，需要调整原有方案。如果原来的病灶都在缩小，那证明治疗是有效的，治疗策略是正确的。

手术、化疗、放疗是当今治疗儿童肿瘤的三大基本疗法，生物免疫治疗近年来发展迅速，有望成为治愈高危儿童恶性肿瘤的突破口。

总的来说，应该把肿瘤治疗看成一场战役，要做好整体规划，根据敌情排兵布阵才能获得最大的胜利，而不是鲁莽出击。

儿童恶性实体肿瘤能否按照成人的方法来治疗？

儿童不是成人的缩小版，儿童有儿童的特点，特别是不能照搬成人的经验来对儿童恶性肿瘤进行诊治。如成人的肝脏恶性肿瘤多数是肝癌，特别是在我国，成人多数是患肝炎后引起的肝癌。儿童的肝脏恶性肿瘤绝大多数是肝母细胞瘤，它与肝癌有许多相似之处，如都是肝脏恶性肿瘤，甲胎蛋白都升高，都需外科手术切除。但儿童的肝母细胞瘤对化疗敏感，甲胎蛋白升高更明显，可达几百万，儿童的肝脏肿瘤部分没有肝硬化，可耐受切除的肝脏范围明显多于成人的，因此，儿童的肝母细胞瘤的治疗效果远远好于成人。

同样，儿童的肾母细胞瘤与成人的肾癌，都是肾脏恶性肿瘤。但儿童的肾母细胞瘤采用化疗有效，即便是双侧肾母细胞瘤，甚至在下腔静脉有瘤栓，都可以通过手术治疗，不仅能将肿瘤切除，还可以将下腔静脉内的瘤栓完全取出，患儿可以实现无瘤生存。所以，轻易放弃治疗是不理智和不科学的，盲目照搬成人患者的治疗方案更是不可取的。

发现肿瘤后，需要立即采取手术切除吗？

实体瘤被发现后，是否需要立即采取手术切除呢？这要看具体情况而定。正确的做法是，如果发现孩子身上有肿块，一定要先到具有儿童肿瘤专科资质的医院找专科医生就诊，再决定后续的治疗。

在专科医院，专科医生可以帮家长判断孩子的肿瘤是局部的还是已经发生了转移，是良性的还是恶性的。一般来说，如果医生判断肿块是局限性的，没有转移，完整切除的可能性非常大，这时就可以立即进行手术。通过手术获得病理明确诊断。

如果肿块很大，或者已经发生了远处转移，这时不建议立即进行手术切除，正确的做法是先进行肿瘤、骨髓或淋巴结的活检。第一，活检的创伤性比较小；第二，通过小的创伤就能够明确诊断；第三，一旦手术切除不干净可能会发生局部粘连，对恶性肿瘤来说这会增加再次手术的困难。

儿童肿瘤的常见治疗方法有哪些？

这里主要介绍儿童恶性实体肿瘤的几种常见治疗方法。在治疗的不同阶段，您的孩子可能接受以下治疗方法中的一种或几种的组合：

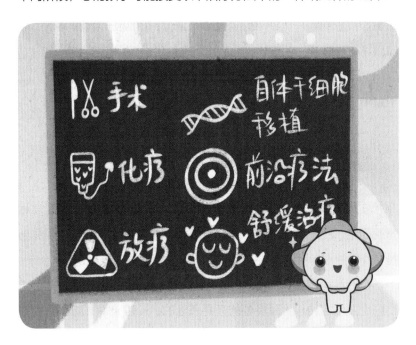

1.化学治疗（简称化疗）

化疗是指通过那些能够抑制肿瘤细胞生长或者杀死肿瘤细胞的药物来治疗肿瘤。鉴于不同的化疗药物抑制肿瘤细胞生长或者杀灭肿瘤细胞的作用机制不同，在一个化疗方案中，常常会包括一种或者多种化疗药物。在化疗杀死肿瘤细胞的同时，健康细胞也有可能被损坏，从而带来相应的副作用。通常情况下，当化疗结束之后，副作用会得到缓解或完全消失。

化疗药物通常有以下几种给药方式：口服、静脉注射或静脉推注、腰椎鞘内注射、动脉灌注、体腔内灌注以及瘤体内部注射等。您的孩子可能通过以上一种或多种给药方式进行化疗，如何用化疗药是根据肿瘤的类型及其最有效的药物而定。

化疗通常是周期性的，一个周期包括一个化疗用药阶段加一个休息阶段。休息阶段的作用在于使身体的健康细胞得以恢复以及补充，能耐受下一阶段的治疗。例如，实体瘤的孩子在接受一周左右的化疗后会有约两周的休息阶段。这大约三周的时间就被称为一个周期或一个疗程。

2.手术

治疗肿瘤有很多种手术方式。有时仅需要通过手术切除肿瘤，但通常需要联合化疗和（或）放射治疗（简称放疗）来杀死残存的肿瘤细胞。儿童患者绝大多数手术需要在全麻下进行，您的孩子需要注射麻醉剂保持睡眠和镇静状态。

● 首次手术

首次手术会切除全部或者绝大部分在诊断阶段发现的肿瘤。如果因肿瘤巨大无法切除，可进行活检以明确诊断。活检即采用切取、钳取或穿刺等方式从患者体内取出病变组织，进行病理学检查的技术。有时因肿瘤过大或所处的部位无法完全切除，在这种情况下需要通过术前新辅助化疗和（或）放疗来缩小肿瘤，以便完全切除肿瘤。

● 二期手术

二期手术是指由于各种条件的限制，需间隔一定时期分次完成的第二次手术。对于肿瘤患儿，多在肿瘤未完全切除的一次手术后，进行化疗或放疗之后的第二次手术，目的是切除残存的肿瘤。

● 支持治疗手术或操作

支持治疗手术用于帮助孩子完成他们的肿瘤相关治疗。如果孩子因为治疗导致难以下咽，则需要在手术过程中在孩子胃中或小肠内放置胃管或肠内喂养管，以保证治疗期间的营养摄入，直到他们能够正常进食。您的孩子因为化疗很有可能需要放置中央静脉导管，便于静脉注射化疗药物、补充液体以及抽血等操作，并减少反复穿刺的痛苦或者发生静脉炎风险。

3. 放射治疗（简称放疗）

放疗是通过释放高能放射线损坏 DNA 来摧毁快速生长的细胞，比如肿瘤细胞。放疗可能会被单独使用，也有可能和其他治疗方法联合，比如与化疗和手术联合。放疗能同时损坏健康细胞和肿瘤细胞，但是健康细胞更容易进行自身修复。与化疗不同，局部放疗一般损坏接受放射性物质照射的局部细胞，而对全身细胞损伤较小。

放疗可以在体外或者体内进行。体外放射治疗是治疗儿童肿瘤最常见的放射方式。这种方法会利用一台仪器将高能放射束照射在身体的某个特定区域。

体内放射治疗方式包括以下几种：

● 近距离放疗：将具有放射性的颗粒放进肿瘤内部或病灶周围。

● 系统性放疗：通过口腔摄入或者静脉注射一种有放射性的药物。

在放疗过程中，您的孩子需要保持躺姿。很多年幼的孩子在接受医护人员的指导和准备后能够很好地做到这一点。如果您的孩子年幼以至于无法保持躺姿，可能会需要口服或者注射一些药物（镇静剂或者常用麻醉剂），让他们在放疗过程中保持睡眠状态。

放疗可能导致被照射部位的皮肤变得敏感，您可以用温性肥皂和清水清洗孩子的皮肤。如果局部皮肤在放射治疗后出现严重的皮肤损害，建议前往皮肤科就诊，予以相应的外用药物治疗。

4. 造血干细胞移植（hematopoietic stem cell transplantation，HSCT）

骨髓是制造血细胞的工厂。骨髓存在于海绵状的骨松质组织中，主要分布在臀部、脊柱、肋骨、胸骨和腿骨的骨骼中。最年轻的骨髓细胞被称为干细胞。干细胞成熟过程中会分化成白细胞、红细胞或者血小板。

对于有些肿瘤来说，需要超大剂量的化疗药或者放疗来消除所有的肿瘤细胞。超大剂量的治疗可能对骨髓中的正常干细胞造成永久性损伤。如果孩子体内的干细胞受损，无法维持人体的正常功能，则需要从捐献者处获取造血干细胞移植到孩子体内，这就是所谓的造血干细胞移植。

干细胞的捐献者可以是患儿本人、患儿亲属或者非亲属。如果孩子骨髓无肿瘤侵犯，可以采用自己的干细胞进行移植，这种移植被称为自体移植。如果孩子骨髓中有肿瘤细胞，所需的干细胞通常来自于亲属或者非亲属的捐赠，这种移植被称为异体移植。但是患儿究竟适合自体移植还是异体移植则主要是由肿瘤类型决定的。

5. 前沿疗法

（1）免疫治疗

免疫治疗有时候也被称为生物治疗，通过利用自身的免疫系统来杀伤肿瘤细胞。免疫系统是由能够保护身体和抵抗疾病的器官和细胞构成的系统。免疫系统会寻找并消灭体内包括肿瘤细胞在内的异常细胞。免疫治疗能够启动肿瘤免疫应答机制，也就是帮助免疫细胞找到肿瘤细胞并摧毁它们。

免疫治疗也能够通过修复受损的正常细胞来缓解肿瘤治疗的副作用，或者阻止肿瘤细胞向全身扩散。

（2）分子靶向治疗

靶向治疗是在细胞分子水平上，针对已经明确的致癌位点的治疗方式。靶向药物进入体内后，会特异地选择致癌位点相结合来发生作用，使肿瘤细胞特异性死亡，而不会波及肿瘤周围的正常组织细胞，所以分子靶向治疗又被称为"生物导弹"，是一种比较前沿的癌症治疗方法。靶向治疗通过干扰肿瘤细胞生长过程中起关键作用的某些步骤，使肿瘤细胞失去生长的能力，从而达到治疗的目的。例如，靶向治疗可以阻挠供应肿瘤细胞生长的血管或者干扰肿瘤细胞生长所需要的信号通路，即肿瘤血管靶向治疗和肿瘤细胞靶向治疗。

6. 舒缓治疗

不管您的孩子接受哪种治疗，都会伴有支持性治疗，其中包括舒缓治疗。

舒缓治疗是对患有严重疾病的儿童提供的一种全面而整体的疗

护。它通过缓解患者的病理症状以及提供情感、精神支持来帮助患病儿童以及他们的家庭。值得注意的是，舒缓治疗能够在患病的任何时间开始实行，无论疾病程度、痊愈与否、可治疗与否，舒缓治疗都能让孩子获益。

手术、介入治疗、化疗、放疗对儿童肿瘤治疗起什么作用？

儿童恶性实体肿瘤通常需要手术、化疗、放疗、介入治疗、造血干细胞移植等多手段综合治疗。其中，手术和放疗属于局部治疗，手术可完整或部分切除肿块，如果可以一期完整切除，则患儿的预后较好。当预计无法一期切除时，则可采用手术活检的方式明确诊断，再予以化疗，待肿块缩小后，再择期完整切除肿块。

放疗用于对放射线相对敏感的肿瘤，如肾脏恶性肿瘤、横纹肌肉瘤、脑或脊髓肿瘤、高危神经母细胞瘤等，通常在手术后再进行局部放疗，不同肿瘤的放疗时间和剂量差异较大。

介入治疗基本上也属于局部治疗，对于儿童恶性肿瘤通常不作为一线推荐手段。

化疗属于全身性治疗，大多数儿童恶性肿瘤对化疗敏感，对于初发的肿瘤患儿，如果手术无法完整切除肿瘤，则明确诊断后，先给予手术前的新辅助化疗以缩小肿瘤体积、清除体内存在的转移灶，为手术创造条件。手术后化疗的目的是进一步杀灭体内的肿瘤细胞及可能残留的肿瘤微小病灶，减少复发的风险。

什么肿瘤类型适合做介入治疗？

儿童常见恶性肿瘤对传统化疗、手术和（或）放疗的综合治疗效果远远优于成人肿瘤，因此介入治疗对于儿童恶性肿瘤通常不作为一线推荐手段。由于儿童恶性实体肿瘤起病隐匿、进展迅速，约50%以上的患儿就诊时肿瘤已为 III 期、IV 期，无法立即进行完整的手术切除。而术前化疗可提高手术的完整切除率和患儿的长期生存率，该化疗通常是指经静脉途径的全身化疗。

介入治疗是在数字减影血管造影技术(digital subtraction angiography，DSA) 引导下，将带针芯的穿刺针经皮插入股动脉后，将导管送至所需部位的血管进行造影，然后注入化疗药物，可加用或不加栓塞剂，达到局部杀伤肿瘤细胞的目的。

目前，介入治疗在儿童恶性肿瘤的适应证主要是依靠动脉供血，尤其是对全身化疗药物不太敏感的各类肿瘤，也包括肝母细胞瘤和肾母细胞瘤等恶性肿瘤破裂的紧急止血处理。此外，对于盆腔、卵巢、阴道、膀胱、骶尾部、腹腔等部位的复发、难治性横纹肌肉瘤和恶性生殖细胞肿瘤病例，也有试用介入治疗的报道。但介入治疗是肿瘤多模式综合治疗中的一种，不能完全替代其他模式的治疗。

什么是支持治疗？

支持治疗包括治疗过程中抗感染、护理、营养饮食和心理调节等多种重要辅助手段。绝大部分是医生要做的，但还有一部分需要患儿家长配合完成。

为什么要进行支持治疗？

因为在治疗过程中，药物会伤害机体的免疫功能，药物不但攻击肿瘤细胞，也攻击正常的细胞，会引起一些相应的症状。再者肿瘤患儿免疫功能低下，护理起来更要小心仔细。良好的支持治疗可以保证肿瘤治疗方案的顺利、有效执行。

支持治疗包括哪些内容？

支持治疗包括：呼吸道、肠道的预防感染，皮肤黏膜的护理，出血和输液时的预防感染。

（1）呼吸道感染的预防：房间保持通风，不要到人多的地方去，避免交叉感染，戴口罩。

（2）肠道感染的预防：病从口入，而很多化疗药物都损伤消化道，因此，在化疗期间，要注意饮食卫生、吃煮熟的食物、做好餐具的消毒。食物要及时吃掉，不吃剩的；勤洗手也很重要。

（3）皮肤黏膜的护理：化疗后口腔黏膜的感染比较常见，口腔黏膜很容易有溃疡。要注意早晚特别是餐后漱口，或者用棉签来清洁口腔，但是不能用力过大。如果发生溃疡，需要用金霉素、鱼肝油或者过氧化氢（双氧水）等做口腔护理。

（4）出血和输液时的预防感染：比较常见的是鼻腔出血。鼻腔出血时注意让患儿保持安静，用凉毛巾或冰块外敷鼻部和面颊，促进血管收缩止血。此外，化疗需要使用中心静脉导管，平时注意置管部位的卫生，定期更换贴膜，避免导管引起的感染。

心理篇

直面病魔，无惧挑战

孩子得了肿瘤，家长首先应该怎么办？

对一个家庭来说，当孩子刚被诊断为肿瘤时，家长都会经历一个不同程度的心理休克期。有的家长情况轻、有的家长情况重；有的走出来快、有的走出来慢。但是建议家长这时候能够从心理上坚强起来，积极面对现状，尽量不要在孩子面前表露太多负面的情绪。同时做好以下几点：

（1）接受现实，树立信心。儿童肿瘤的总体治愈率要优于成人肿瘤，大多数儿童肿瘤是可治的。家长一定要相信医院，配合医生，树立信心，协助医生进行规范性治疗。

（2）选择合适的医院。家长要带患儿尽可能到当地最权威的儿

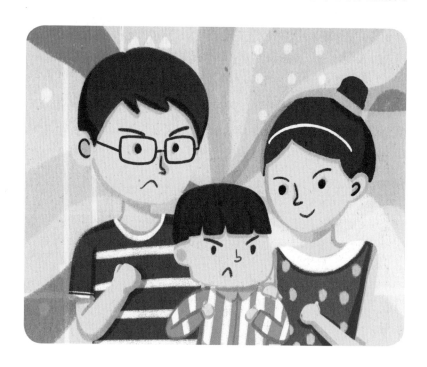

童医院、肿瘤医院或是综合医院的儿科就诊。一旦选定了医院，就要相信医院团队的力量，同时也要相信自己、相信孩子。在治疗过程中，认真坚持治疗，避免三心二意，中途放弃。

（3）全家总动员，统筹安排。建议开个家庭会议，把家里的人力、财力、精力都安排好。全家要树立起这样一个信念：孩子的病是可以治好的。孩子患病，只是其人生道路上的一个困难，是可以克服的。后期，随着孩子的治疗好转和不断成长，家长也变得更有经验，更加坚定治疗的信心。即使是有经济困难的家庭，也不能因为贫困放弃对孩子的治疗，家长可以求助新农合、城镇居民医保、政府社保基金、慈善基金会、社会救助等。

（4）与医生充分交流，从正规渠道获取疾病相关资料和信息。家长对肿瘤的治疗了解得越多，就越容易理解医生的做法，配合医生治疗。家长配合治疗，对治疗效果有明显的正面影响，因为肿瘤是一个慢性的、长期的疾病，哪怕治疗好了，后期还要进行定期管理和追踪。

（5）在对待孩子方面，不要对小孩完全隐瞒病情，特别是学龄儿童及青少年。家长要引导他们正确认识疾病，帮助他们树立信心，告诉他们如果配合治疗是能够战胜疾病的，康复后还要回归学校和社会，今后还有很长、很美好的人生。同时，家长要给予他们像健康小孩一样的教育，不能因为生病就盲目迁就，否则不利于他们的身心健康。

孩子患上肿瘤后，家长可能需要面对哪些负面情绪？

孩子患病期间，家长往往需要面对焦虑、恐惧、愤怒、抑郁或自责的情绪。

刚刚确诊时，焦虑、恐惧是家长中非常常见的心理状态。对疾病的未知、未来的不确定性、治疗中陌生环境带来的压力，都可能会引发焦虑、恐惧。

有的家长可能会感到愤怒，拒绝接受孩子生病的事实，可能是因为感到命运的不公，也可能是因为生活发生了翻天覆地的改变。也有的家长会感到自责，认为是自己的疏忽或者错误，才使孩子患上了儿童肿瘤（但事实上并非如此）。

此外，孩子患病带来的巨大孤立感也可能会让家长陷入抑郁中，悲伤和沮丧都是很常见的情绪。家长可能会悲痛、失眠、想哭、食欲下降或暴饮暴食，以及对事物失去兴趣等。有的家长甚至会感到精神萎靡、注意力不集中、无法处理问题，或者出现其他的身体症状，比如胸闷或头痛。

如果家长同时还需要面对来自其他方面的压力，例如事业、婚姻状况、自身情绪问题，情绪反应可能会更严重。

在大多数情况下，产生这些情绪都是正常的。对于大多数家长来说，在逐渐地适应、调整心态以及与亲友交流后，慢慢都能够应对这些情绪。如果有条件，寻求专业心理工作者以及社工的心理支持，会有非常大的帮助。

除此以外，还可以多与其他患儿的家长交流，彼此陪伴，相互支持，积极地学习一些应对方式，来更好地处理和面对。

家长如何在心理上更好地应对孩子患病这件事？

作为父母和照顾者，家长很容易忽略自身的需求。但其实，家长只有照顾好自己，才能更好地照顾孩子，也才能给孩子带来榜样的力量。以下是一些建议：

（1）多和亲友、医护人员、心理工作者及其他患儿家长倾诉、交流，坦率地谈论自己的感受；也可以加入一些家长互助群。这样的交流不仅有助于更好地应对各种情绪，有时也能获得一些实质的建议和帮助，让家庭更好地渡过难关。

（2）尝试多种解压方法，比如散步、交谈、读书等，找到最适合自己的方法。需要注意的是，在某些情绪（比如愤怒）的支配下，我们很容易通过吵架、暴力来发泄情绪，但这些行为并不能解决问题，甚至不能排解不良情绪。因此，家长需要多摸索安全的解压方法，找到最适合自己的方式。

（3）向亲朋好友寻求支持和帮助。可以请他们帮忙分担一些生活中的事务，比如购买生活必需品、做饭、打扫卫生或接送孩子上下学。

（4）在和亲友交谈时，试着多谈论孩子病情以外的话题，可以避免放大负面情绪，让情绪更加平稳。

（5）和孩子谈论病情时，多倾听孩子的感受和想法。

（6）与配偶及其他家人共同承担因孩子生病而带来的责任，可以轮流在医院照料孩子，并在生活的其他方面分工合作。这样家人之间的相互帮助可提供情感支持，帮助舒缓情绪，也可以减少矛盾。

（7）可以尝试通过网站、微博、微信等方式与更多人沟通。

（8）如果心理方面的问题已经严重影响生活，就需要寻求专业心理咨询方面的帮助。

孩子患病期间，家长该如何维护婚姻关系？

儿童肿瘤治疗会给家庭生活带来巨大的变化。许多家长会尝试在工作的同时，尽量保持日常生活节奏不变，并同时尽量满足孩子及家庭的各种需求。这样的生活常常会让家长感到疲惫，有时还需要面对经济压力。这些可能会使夫妻双方很难找到足够的时间相处与沟通，对孩子病情的挫败感与愤怒也会影响夫妻双方的感情，因此会给婚姻关系带来压力。以下几点可能会对此有所帮助：

（1）尊重对方面对孩子生病采取的应对方式。每个人应对压力的方法不尽相同。有的人会回避问题，甚至用忙碌的工作来麻痹自己；有的人会哭泣或生气；有的人会通过寻找疾病相关资料缓解压力；还有的人会变得沉默。夫妻双方需要理解和尊重对方面对孩子生病的应对方式，尝试了解对方接受孩子疾病的程度。

（2）保持沟通。在有压力的情况下，双方更需要通过沟通来交流彼此的感受。沉默容易造成误会。尽管在孩子生病时，夫妻双方都会很忙碌，但还是需要留出时间来彼此沟通，以保持关系的亲近，并且彼此支持，共同做出决定。

（3）接受改变。孩子的病情可能会导致家庭中的角色发生改变和调整，这可能会造成一定的压力。夫妻双方需要意识到哪些改变是必需的。对这些改变予以接受，有利于双方的心理健康。

（4）夫妻双方共同承担照顾孩子的责任，比如：共同了解肿瘤的诊断和治疗；共同照顾家中的其他孩子；理解对方，将对方看作共同与肿瘤作战的战友，尽量不要用指责批评的语气与对方说话；同时，可以接受亲朋好友的帮助，以此分担一些照顾孩子的压力。

（5）学会倾诉。夫妻在生活中，有时难免会对对方产生埋怨、误会或不满。除了积极与对方沟通以外，还可以向亲友倾诉，寻求亲友的开解。有时我们换一个角度看待问题，很多误会就会自动解开；多一个人共情和理解我们，我们也会得到很大的心理支持。

家长和医生沟通需要注意什么？

当孩子确诊儿童肿瘤后，家长需要在沟通时了解以下方面的内容：

（1）孩子患的是哪一种肿瘤？整个疗程大概需要多久？

（2）孩子所患肿瘤的危险度分组是什么？

（3）整体的治疗方案包括哪些方式？程序上是如何安排的？比如何时手术、何时化疗、是否需要放疗，等等。

（4）治疗过程中可能会出现哪些副作用？该如何应对？

（5）治疗期间的饮食建议。孩子什么可以吃，什么不可以吃？

（6）治疗期间需要观察、记录孩子的哪些指标或者症状？以便及时、准确地反馈给医生孩子对治疗的反应。

医生希望每位家长和医生交谈时都能带上笔记本和笔，尽可能把医生讲的话记录下来。医生通常会讲非常多的内容，需要家长花时间消化。另外，患儿家长也需要将平时积累的问题记录下来，及时与医生沟通。很多时候专科的医疗机构会发给家长一些专业的疾病知识手册，家长要抽空认真阅读。

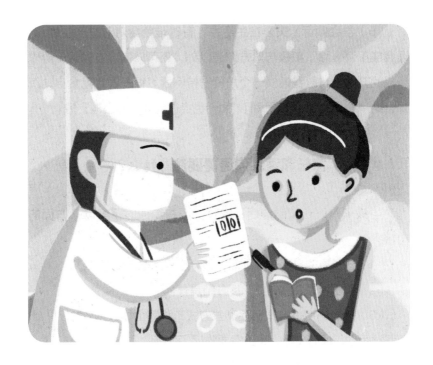

是否需要如实告诉孩子患病的情况？

　　我们建议家长通过合适的方式，让孩子如实了解自己的病情。这是因为，如果孩子发现事实与父母所说的不同，他们会有一种被家人和朋友孤立的孤独感，同时也容易失去对父母的信任。并且，由于孩子们有着丰富的想象力，他们可能会把事情想象得比实际糟糕，甚至对治疗产生错误的消极想法。对孩子来讲，比起一个"不好"的事情，不知道"会发生什么"会让人更不安、更可怕。

　　告知病情的同时，我们还应向孩子告知大概的治疗方案和治疗过程，让孩子知道：我得了什么病？这个病需要如何治疗？在治疗中我可能会经历什么？我需要做什么？经历过这些治疗对我的疾病有什么好处？

用孩子能够理解的方式，比如借助绘本故事、科普视频、医疗游戏等，尽量全面地告诉孩子这些事实，帮助孩子建立对病情的正确认知，让他们更好地了解积极参与治疗的重要性，从而变得更愿意合作。同时，对病情的正确认知和引导，可以让孩子变得更加勇敢，建立与疾病斗争的勇气。在告知后，不要立即走开，而是要陪伴孩子，接纳孩子的任何情绪，帮助孩子度过困难阶段。

当然，每个家庭都有自己的沟通方式，是否告知、何时告知以及由谁来告知，需要根据家庭的具体情况来判断，并没有绝对的对错之分。重点在于正确地引导孩子，让孩子用积极的态度来面对现实的情况，更好地接纳疾病、配合治疗。

家长该如何告诉孩子患病的实情？

父母在跟孩子说起儿童肿瘤是什么、怎么治疗的时候，需要根据孩子的年龄来选择用词。在向孩子具体讲解病情之前，可以先问问孩子，他（她）对疾病的认知和理解，这样就有机会纠正孩子的一些错误想法。

需要注意的是：孩子通常是通过反复地"做""看""听"等直观体验来学习。所以家长可能需要耐心、反复地为孩子讲解，直到消除他（她）的疑惑和恐惧。孩子的年龄越大，可能越会想要了解自己的病情和治疗相关的信息。

同时，在和孩子交流病情时，倾听重于告知。当孩子提问时，可以用问题来回答，比如"你为什么会这么想呢？"以鼓励孩子更多表达自己的想法，使家长更好地了解孩子的认知、情绪与需求，从而帮助到孩子。

与孩子实时沟通治疗进展、告知治疗方案对于安定孩子的情绪非常有帮助。许多家长认为孩子听不懂治疗方案，于是就不去跟孩子解释。但孩子往往因此而焦虑、恐惧，有的孩子会担心自己经受"可怕"的治疗，于是一看见医护人员就大哭大闹、拼命反抗；有的孩子看到大人紧张焦虑却不告诉自己，会以为是自己的错，默默难过和自责。所以，用孩子能理解的方式向孩子告知治疗方案非常必要。

家长如何帮助孩子面对儿童肿瘤？

不同年龄的孩子对儿童肿瘤的理解和反应是不同的。孩子的个性、处事方式、心理成熟度等，都将会影响他（她）应对这个事件的方式。家长需要让孩子知道，自己会理解并接纳他（她）的所有感受。

家长还可以告诉孩子，他（她）可以通过各种不同的方式来表达自己，比如聊天、写日记、画画。如果身体条件允许，孩子甚至还可以参与一些体育运动，比如跑步或者打沙袋。让孩子们知道，回答"我现在不想说"也是没问题的。

孩子可能会因为自己患病而感到生气、负罪感、伤心、孤独和害怕，但是很多时候他们也会像平时一样感到开心。作为孩子，他（她）并不懂得应该如何应对和处理这么多因为患病带来的情绪和感受。因此，他（她）的行为方式往往会发生变化。

家长需要用平常心看待孩子的情绪行为变化，同时让孩子知道，在没有患病的时候，他（她）也会产生这些情绪。这样可以帮助孩子更加理性和积极地看待疾病。同时，家长也可以和孩子分享自己的感受，这对孩子是有好处的。如果家长能如实和孩子分享自己的感受，让孩子了解到，每个人都会有开心和不开心的时刻，这些都是正常的，那么就可以帮助孩子更加积极且平静地面对疾病和治疗。

另外，家长也可以告诉孩子，医护人员会照顾他（她），而爸爸妈妈也会继续支持他（她）。在治疗的过程中，孩子很可能会感到非常脆弱，因此，让孩子明白在整个过程中家长会一如既往地爱他（她），这一点是非常重要的。和患病前相比，孩子可能会向家长要求更多保证，而家长需要通过行动让孩子明白，自己会一直在身边支持他（她）。

孩子患病期间，是否还应该管教孩子？

在孩子生病期间，家长常常会觉得需要对孩子予以特殊的关照，来弥补病痛带来的折磨，同时也减轻自己的内疚自责。适度的关爱与照顾很重要，有利于孩子治疗，并且树立战胜疾病的信心，但过度纵容容易引发问题。因为事实上，孩子需要家长为他们树立规则，被要求遵守规则可以给他们带来安全感。如果家长过分纵容孩子，他们会觉得自己的病比实际来得更严重。

同时，在孩子身体不舒服的时候，他们容易表现得不成熟并更加依赖家长；疼痛及治疗（例如固醇类药物）的副作用会使孩子变得更加敏感急躁，显得难以管教。此外，在患病过程中，孩子会受到来自家庭成员和亲友更多的关注，孩子可能会习惯于此，并希望这种特殊对待一直持续下去。当孩子康复后，这种特殊对待结束的时候，对孩子的管教也容易出现问题。对此，孩子患病后，家长可以从以下几个方面着手：

（1）为孩子制定清楚明确的要求和规则，这些要求和规则需要前后一致，并且适合孩子的年龄。

（2）对孩子的要求和规则需要根据孩子的具体情况适当进行调整。比如，在孩子不舒服时，不一定需要在每次要求的时候都表现得与之前一样的礼貌，如说"谢谢"。

（3）不要体罚孩子，但可以用其他的管教方法来代替，以避免伤害孩子的自尊，比如：可以尝试让孩子单独在一旁冷静一会儿，想一想合适的行为；或暂时剥夺他的某种小权利，如不可以使用手机。

（4）对孩子好的行为及时表扬，让孩子有动力持续下去。

如何帮助婴儿期（1岁以内）的孩子更好地面对儿童肿瘤？

婴儿对儿童肿瘤及其影响是没有概念的，但会对出现在他（她）生活中新的人和事，以及周围环境的变化做出反应。他们可能会因为和熟悉的人分离而产生焦虑，甚至缺乏安全感。作为家长，可以多注意以下几点：

（1）婴儿患病期间，尽量由母亲本人照顾。如若不能，则尽量由孩子最亲近的人照顾，不要频繁更换照顾者。

（2）母亲或其他照顾者的情绪稳定非常重要，应温柔耐心地对待婴儿，尽可能多地对孩子微笑，陪伴孩子，经常和孩子说话、玩游戏，多拥抱、抚摸、轻摇孩子来安抚他（她）。

（3）如果母亲或照顾者必须离开，可以在孩子身边留下有着自己气味的衣物，让孩子更有熟悉感和安全感。

（4）维持原有的生活方式也能让孩子更有安全感。因此，如果可以的话，即便在医院里，也尽量在病房内放置一些孩子熟悉、喜欢的物品，像在家时一样照顾孩子，尽量维持原有的固定喂食模式、沐浴和睡眠时间等。

（5）不要在孩子睡着的时候进行一些会让孩子疼痛的操作（比如抽血）。更好的做法是在治疗前摇醒孩子，并在操作时分散孩子的注意力，以减轻疼痛，并且在操作之后安抚孩子。这样会让孩子更有安全感。

如何帮助幼儿期（1~3 岁）的孩子更好地面对儿童肿瘤？

这个时期的孩子开始想要变得独立，获得一种对自我"掌控"的感觉。而患病时原有生活模式的改变容易让他们感到生活失去控制，和家长分离、与陌生人接触也会让他们感到害怕。但他们通常还不太会用语言描述自己的感受，而是倾向于用行动来表现，因此他们的行为方式往往会产生一些变化。此外，他们可能还无法理解儿童肿瘤是怎么回事，容易因此从自我中心角度产生各种想象，甚至是错误的想法（比如，他们可能认为"我不好，所以才会得病"）。针对这些情况，家长可以从以下几点入手：

（1）家长需要尽量维持原来正常的生活起居，比如原有的固定吃饭模式、沐浴和睡眠时间等，并且不要频繁更换孩子的照顾者。

（2）家长在孩子面前尽量保持情绪稳定，避免情绪崩溃或者彼此激烈争吵。当感觉自己情绪不好的时候，可以避开孩子表达、沟通或者发泄。

（3）家长可以尽量多地陪伴孩子，安抚他们，告诉他们每个人都会有不开心或者生气的时候，这是正常的。不过也需要给孩子设立一些必要的行为准则，让孩子知道，即使在情绪激烈的时候，也要考虑哪些行为能做，哪些不能做。

（4）如果家长必须离开，最好告诉孩子自己去哪儿、何时回来。还可以给孩子留下一些自己的东西，比如照片和自己的衣服等，这样可以缓解孩子对分离的焦虑。

（5）家长可以引导孩子，让他们找到自己喜欢的方式来表达情绪，比如捏橡皮泥、画画、玩积木等。

（6）可以给孩子置办一些让他（她）有安全感的物件，比如毛绒玩具、毯子等，并允许他们随身携带。

（7）可以让孩子多参与游戏，玩他（她）自己喜欢的玩具，让孩子在这个过程中找到掌控感。

（8）用简单的词语、图片、绘本等，告诉孩子生病后大概会发生些什么。在进行治疗或操作前，用简单的语言让孩子明白将要发生的事情。

如何帮助学龄前（4~6岁）的 孩子更好地面对儿童肿瘤？

这个时期的孩子开始渴望独立，但患病过程中，正常生活模式的打乱会让孩子感到生活失去控制而无所适从，行为方式也往往会发生变化。学龄前的孩子已经学会了一些词汇，但有时容易误解大人的措辞，会根据自己的想象来编造理由去解释发生的一切。通常，相对于言语，游戏的形式更容易帮助学龄前的孩子理解具体的事情。针对这些，家长可以从以下几点入手：

（1）给孩子时间，让他（她）渐渐适应新的变化。

（2）这个时期处于孩子的"第一逆反期"，孩子可能一改往日的乖巧顺从，而变得更注重表达自己的意愿。

（3）鼓励孩子独立，如自己穿衣、吃饭，并称赞他们的独立。

（4）家长可以给孩子分配一些任务，比如"拿好你的小水杯"。

（5）在可以的时候，尽量让孩子自己做选择，比如："你想在左边这只手打针呢，还是右边这只手打针呢？"不过尽量不要让孩子在无法选择的时候去选择。比如，不要问孩子："准备好吃药了吗？"作为替代，可以问："该吃药啦。你想吃完药之后喝水还是喝果汁？"

（6）让孩子通过"过家家"等游戏方式来表达情绪。

（7）让孩子多接触医疗器械的模拟玩具，或者安全的医疗器械及用品（比如血压计的袖套）。

（8）用简单的词语、图片、绘本等，告诉孩子生病后大概会发生些什么，并向他（她）解释，这一切并不是对他（她）做错事的惩罚。在进行治疗或操作前，用简单的语言让孩子明白将要发生的事情。不要使用孩子无法理解或容易误解的词汇。

如何帮助学龄儿童（7~12岁）更好地面对儿童肿瘤？

这个时期的孩子会更加独立，也会更多地受到同龄朋友的影响。

因生病而离开学校和朋友，可能会让孩子很沮丧，也会让他（她）感到生活失去控制。同时，学龄的孩子对语言和生理知识也有了更多的了解，但对一些医学术语依然无法很好地理解，因此可能会对一些医学操作感到害怕。针对这些，家长可以从以下几点入手：

（1）多与孩子沟通，鼓励孩子表达自己的感受，安抚孩子的担忧、不安及内疚感。

（2）根据孩子对现状的了解情况，父母可以与孩子讨论当下的困境，不要避讳或敷衍、搪塞，这会让孩子更加不安。讨论的时候，应强调全家应对困境的办法和决心，为孩子增加精神支持和应对疾病的决心。

（3）鼓励孩子通过电话、微信、电子邮件、书信等方式，与他（她）的朋友们保持联络。

（4）当孩子恢复到一定程度，或者可以接受探访时（请咨询主治医生的意见），邀请他（她）的朋友来探望。

（5）让孩子尽可能多地参加学校生活，比如做功课和他（她）可以参加的学生活动，这可以减少孩子的失控感。

（6）让孩子尽可能多地参与各种游戏和活动，这也是减少失控感的好办法。

（7）家长可以给孩子分配一些任务和工作，培养孩子对生活的掌控感。

（8）鼓励孩子多尝试新事物，培养他们的勇气。

（9）让孩子多接触安全的医疗器械及用品（比如血压计的袖套、听诊器等），熟悉感会减轻孩子对医疗操作的害怕。用简单的词语、图书等，告诉孩子生病后大概会发生些什么。

如何帮助青少年（13~18岁）更好地面对儿童肿瘤？

这个时期的孩子自我意识更强，会更加在意自己的自尊与隐私，也会更在意其他人的目光。同时，同龄的朋友对青少年也非常重要。疾病和治疗或多或少会让孩子觉得自己和周围的朋友不太一样，这可能会影响孩子的心理状态，也可能会导致行为方式的改变。未来的不确定性也会让孩子感到焦虑。针对这些，作为家长，可以从以下几个方面入手：

（1）鼓励孩子尽可能地完成这个年龄段该做的事（比如上学），同时让孩子尽可能多地参加社会活动和学校生活（如功课、作业、学生活动等）。

（2）鼓励孩子多和同龄朋友相处，或者通过电话等方式沟通。如果医生允许，可以邀请孩子的朋友前来探访。

（3）鼓励孩子独立完成生活中力所能及的事情，比如洗澡、穿衣、吃饭等。

（4）耐心倾听孩子关于自身感受与情绪的表达，并告诉孩子，疾病和治疗会给人们带来各种各样的感受与情绪，这些都是正常的。

（5）鼓励孩子用平常心来看待自己的情绪，尤其是一些负面情绪，比如负罪感、愤怒、难过等。

（6）鼓励孩子找到自己有安全感的方式来表达情绪（尤其是愤怒），比如聊天、散步、写日记等。

（7）发现孩子的优点及值得赞扬的行为，经常给予孩子表扬和肯定。

（8）只要可以，尽量让孩子独立为自己做决定，并尊重他们的决定。

（9）尊重孩子的隐私，如使用浴室、打电话、发邮件、写日记等。

（10）给孩子一定的私人时间。

（11）坦率诚实地回答孩子关于未来的问题，并帮助孩子对未来进行规划。

鼓励孩子尽可能多地参与治疗计划。如果各方面条件允许，可以让孩子参与和医护人员的交谈。

治疗篇

击退肿瘤，六大法宝

手术

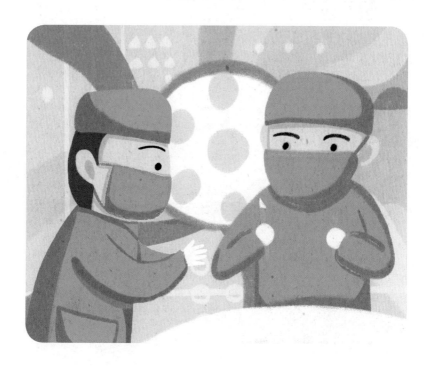

儿童肿瘤的手术方式一般都有哪些？

1. 诊断性手术

（1）穿刺活检：包括细针吸取活检和粗针穿刺活检。细针吸取活检是细胞学检查，对判断肿瘤良恶性很有价值；粗针穿刺活检对判断肿瘤病理类型有重要意义。

（2）开放手术活检：通过传统的手术切除部分或者整个肿瘤送病理检查以明确诊断。

（3）内镜活检：指基于腔镜、胃镜等获取肿瘤标本进而进行病理检查。

2. 治疗性手术

（1）根治性手术：以彻底切除肿瘤为目标，也是实体肿瘤治疗的关键。

（2）姑息性手术：针对晚期恶性肿瘤，为减轻症状、减少疼痛、延长生命而采用的切除部分肿瘤的手术。

3. 预防性手术

对于有潜在恶性趋向的疾病和癌前病变作相应的切除以期防止恶性肿瘤的发生。

4. 重建与康复手术

为了改善肿瘤患者的生存质量，提高长期生存率，可考虑采取重建手术方式（即手术切除肿瘤后须对组织进行修补和重建，改善患儿的外形及功能，较多应用于头颈部肿瘤、乳腺肿瘤、关节和骨肿瘤、软组织肿瘤等）。

肉眼全切、次全切、部分切除，分别指什么？

肉眼全切指肿瘤全部切除，无肉眼可见的肿瘤病灶残留；次全切一般指肿瘤切除程度为 90% 以上；部分切除一般指切除程度不足肿瘤体积的 90%。有些研究对于切除程度的定义会略有不同，具体每个人的切除程度和范围需与医生仔细沟通后确认。

术前化疗多久后才能手术？

与成人肿瘤不同，儿童肿瘤多为间叶组织来源，因此对化疗非常敏感。有些肿瘤患儿来就诊时，有的瘤体巨大，不可切除；有的已经发生了肺、肝、骨、骨髓、淋巴结的远处转移。术前化疗的目的在于缩小肿瘤，使其与周围脏器、组织和血管之间的关系变得清楚，减少术中出血，有利于手术切除。同时，术前化疗可以消除体内的转移灶，使患儿的身体机能得到一定的恢复。比如术前化疗可以清除骨和骨髓的转移灶，改善患儿贫血、发热和疼痛，使患儿对手术的耐受力进一步提高。儿童肿瘤的专家们也把这种不同于术后化疗的术前化疗称之为新辅助化疗。新辅助化疗极大地提高了手术切除率和患儿的生存率。

那么到底术前做多少疗程的新辅助化疗合适？总体来说，肿瘤被化疗药物杀灭会在 3~4 个疗程的时候达到一个平台期，过了这个平台期后肿瘤缩小的速度和程度将会大大减慢。另外，3~4 个疗程以后，骨髓抑制的程度会随着化疗次数的增多而加重，患儿从骨髓抑制中恢复的时间会延长，从而可能会耽误手术时机。因此，一般新辅助化疗进行 3~4 个疗程后，需要评估瘤体的大小、可切除性、身体的功能和远处转移控制的情况等，为根治性手术做准备。当然，这 3~4 个疗程也不是绝对的，有的肿瘤缩小快，可能只需要 2 个疗程，有的却需要更多个术前化疗的疗程，这需要根据肿瘤类型及实际情况个体化对待。

手术前需要做哪些准备？

儿童肿瘤的外科手术包括诊断性手术、根治性手术、姑息性手术以及预防性手术等。每种手术的目的和方式不同，但术前准备的原则相似。对医生来说，需要术前对肿瘤分期进行评估，选择手术方式，评估患儿的手术耐受性，如营养状态、水电解质平衡情况等，同时还要评估手术对患儿正常生理功能的影响、手术的复杂程度和风险等，以及告知家属、取得家属的知情同意。

对患儿家庭来讲，要做好手术的心理准备和身体准备，包括对手术风险的理解，对疾病及预后的认知，以及对患儿的安慰和鼓励等。同时，也需要配合医生做好营养、能量、饮食、肠道和皮肤的准备，使患儿能够以最好的状态接受手术。

手术时用的麻醉方式有哪些？

大多数情况下，儿童进行手术需要接受全身麻醉。一般人观念中，麻醉是为了解除手术疼痛，因此似乎局部麻醉就可以解决问题。但对儿童来说，麻醉的另一个重要作用是让孩子在接受手术时安静不动，从而降低手术风险，安全完成手术。如果仅仅接受局部麻醉而处于清醒状态，当孩子身处手术室环境时无疑是非常恐惧的，绝大多数孩子无法配合手术。因此，接受全身麻醉对于儿童手术来说通常是必需的。

全麻有多种方式：一类是以镇静为目的的麻醉，麻醉深度比较浅，通常配合局部麻醉进行，适用于一些相对浅表、简单、快速的手术或者穿刺活检等；另一类是以气管插管全麻为代表，适用于时间长的复杂手术，麻醉深度相对比较深。

局部麻醉包括病灶周围直接注射麻醉药物以及区域阻滞麻醉，广义的局部麻醉还包括椎管内麻醉，如硬膜外阻滞和骶管阻滞。椎管内麻醉阻断的是接近脊髓处的神经根。随着技术的发展，当患有胸部或腹部肿瘤的孩子接受手术时，还可以应用一些筋膜间隙的区域神经阻滞，阻断的仅仅是靠近手术部位的神经，能起到缓解术后疼痛的作用。

手术麻醉会影响儿童智力发育吗？

目前的临床研究表明，没有发现麻醉会对孩子的智力发育产生影响。但有回顾性研究发现，新生儿和婴儿接受多次手术和麻醉，与学龄期学习成绩下降相关；但这无法排除是由手术创伤、患儿体质以及疾病本身所致。所以当孩子罹患肿瘤，手术可能是关键治疗手段的时候，无须过多考虑麻醉是否影响智力发育问题。

另外需要认识到，对于手术而言，合理的麻醉是对孩子的一种保护。在孩子手术期间，难免会产生创伤、出血和剧烈疼痛等问题，这些问题带来的后果有时候反而更值得去考虑。比如严重疼痛可能会导致孩子出现神经系统的异常，以及心理和行为的改变。而良好的麻醉和完善的镇痛，则能有效减少这些问题的发生，降低出现神经和心理方面的紊乱和后遗症的可能性。

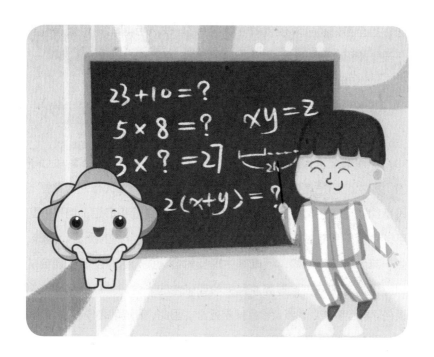

手术麻醉会不会影响记忆力？

记忆力是人类智力的一个方面。因此，这个问题和前一问题的答案是类似的，手术麻醉对儿童的记忆力并不会产生明显影响。

略微不同的是，手术麻醉对记忆力几乎不会产生明显影响，但会影响孩子的短期记忆。在孩子接受手术和麻醉期间，麻醉药物使孩子意识暂时性消失、对手术当时发生的情况不产生记忆。很显然，这段短期内发生的记忆缺失，对孩子来说是一种保护。当孩子进入手术室内接受手术的时候，无疑是非常害怕的，手术操作带来的疼痛也是令人恐惧的。这个时候接受麻醉，事后对这一过程不产生回忆，甚至最好是能够淡化对住院期间的一些不良回忆，反而有利于孩子身体和心理的健康成长。

手术前需要饿肚子吗？饿多久？

一般情况下，需要全身麻醉的手术，都是需要患儿术前饿肚子的，即术前都是需要禁食禁水的。这是因为在清醒状态下，食管下段括约肌可防止胃里的食物和胃液反流回到食管和口腔。但是麻醉后，食管下段括约肌便会松弛，无法阻止胃内容物的反流。同时，由于麻醉状态下呛咳、吞咽等生理反射会消失，这些反流物便会从口腔内误吸到气管。胃肠液是强酸或碱性的，会对肺造成化学性的损伤，导致肺炎、缺氧、窒息甚至死亡。因此，麻醉前必须禁食禁水，减少胃内容物反流、误吸的可能，最大程度地确保患儿安全。

那么需要饿多久呢？根据《成人与小儿手术麻醉前禁食指南》的建议，麻醉前 2 小时可喝少量清水；母乳喂养的婴儿，麻醉前 4 小时可喂母乳（若喝牛奶，禁食需 6 小时）；易消化的碳水化合物，如面包、馒头、稀饭等，至少禁食 6 小时；富含脂肪、蛋白质的难消化食物至少禁食 8 小时。根据现代快速康复的理念，推荐术前使用可以提供能量的专用配方制剂。

最后要强调的是，根据病情不同，具体禁食时间需要和主管医生进行沟通，并严格遵循医嘱，否则会大大提高麻醉风险。

手术之后会带哪些引流管？需要注意什么？

外科引流是将人体组织间或体腔中积聚的脓、血、液体导引至体外，防止术后感染，影响伤口愈合。引流管包括胃管、腹腔引流管、导尿管、T形引流管等。引流过程中需要注意：保持引流管管道通畅，随时注意观察，不要受压和扭曲、折转成角，以免影响引流。还要注意引流管的固定，避免移位、脱出；搬动患儿时，应先夹住引流管；引流液超过引流袋一半时，应倾倒出去，以防因液面过高所致的逆流污染；注意保持各种引流管与伤口或黏膜接触部位的洁净，以防感染；做好引流液颜色、性状及量的记录，发现问题及时反馈。

手术后引流液为什么是白色的？

胸、腹部手术后，有时引流袋中会出现白色的像牛奶一样的引流液。这是乳糜液从手术创面漏出，被引流管引出体外。乳糜液的来源是肠道的淋巴液。肠道的淋巴液来源于肠道吸收食物营养后产生的大分子脂肪和蛋白，其外观呈牛奶样，因此医学上称为乳糜液。乳糜液由肠淋巴管吸收后经集合淋巴管汇合成肠干，经乳糜池、胸导管，汇入左侧的颈静脉角，进入静脉回流，这一过程称为乳糜回流。如果乳糜回流的通道受到损伤，就可产生乳糜漏。通常通过禁食、静脉营养、药物治疗等措施，可减少乳糜液从回流通道的破口流出，使破口可以逐渐愈合，所需时间从数天到数月不等。

手术后疼痛应该怎么办？

手术后出现的疼痛主要是由手术本身造成的急性创伤（切口）或内脏器官损伤及刺激和引流管的刺激引起的。术后疼痛应对办法：

（1）术前告知家长在手术结束后患儿会出现疼痛，一般在术后24~72 小时内最为严重，可让家长鼓励或引导患儿，缓解和转移疼痛情绪。

（2）多采用静脉镇痛泵为患儿制订个性化镇痛方案。

（3）可联合使用镇痛药缓解疼痛（表 1），如阿片类药物、局麻药、非甾体抗炎药（nonsteroidal antiinflammatory drug，NSAID）等，但每种药物不应超过推荐的最大剂量。不同患儿对镇痛药物的敏感性和药物的需求量不同，应按照个体化原则给予镇痛药物，同时监测镇痛药物引起的不良反应。

表 1　常用镇痛药物给药途径及特点

常用药物	给药途径	特点
吗啡	口服 单次静脉或皮下注射 连续静脉注射	按镇痛效果滴定，口服利用率较低
氢吗啡酮	口服 单次静脉或皮下注射 连续静脉注射	按镇痛效果滴定，其不良反应较吗啡轻
芬太尼	单次静脉注射 连续静脉输注	按镇痛效果滴定，较吗啡起效快，作用时间短
舒芬太尼	单次静脉注射 连续静脉输注	较芬太尼镇痛效果更强

① 阿片类药物虽是最广泛使用的强效镇痛药，但其在全身各系统可以引起各种不良反应，如恶心呕吐、瘙痒、尿潴留、呼吸抑制等。

② NSAID 是治疗轻到中度疼痛的有效药物。在所有现在使用的 NSAID 中，布洛芬是引起不良反应最少且使用安全证据最多的 NSAID，其次是双氯芬酸。

③ 对乙酰氨基酚是一种常用的解热镇痛药，其不良反应小，可以定时规律用药，是几乎可以用于各类术后疼痛的基础用药。

手术后在床上能不能活动？

术后活动是指患儿手术后进行的相应的肢体运动及功能锻炼。手术后或麻醉清醒后的患儿，首先开始在床上活动。随后根据患儿术后恢复情况，建议最好下床活动，而不仅仅在床上活动。应鼓励患儿术后早期下床活动，以促进胃肠蠕动功能的恢复，减少肠道粘连的发生，同时也利于增加肺活量，改善全身血液循环，促进切口愈合。但是对于有特殊制动要求的手术患儿，不能强调早期离床活动。

手术后一定要翻身、拍背和做雾化吗？

根据患儿手术情况，通常全麻 + 气管插管的住院手术患儿术后是有必要翻身、拍背和做雾化的。应积极鼓励患儿深呼吸，也可在患儿坐位时轻轻叩打背部，并让患儿适当咳嗽。若发现患儿痰液较多，应在病情允许的情况下，鼓励患儿咳痰或做完雾化以后马上吸痰。还可适当进行足趾的伸屈活动，家长协助患儿间歇性翻身，促进胃肠功能恢复，减少术后肠梗阻的发生。术后可按照先做雾化、再翻身、再拍背的顺序进行，必要时做好口腔护理。

手术后多久能下床活动？下床活动需要注意什么？

手术后如果患儿一般情况良好、体力允许、镇痛效果良好，均鼓励其早期逐步恢复活动至能下床行走。早期活动有利于增加肺活量，减少肺部并发症，改善血液循环，减少深静脉血栓的发生，有利于肠道蠕动和膀胱收缩功能的恢复，减少腹胀、尿潴留的发生。有休克、心力衰竭、严重感染、出血、极度衰弱等情况以及特殊制动要求的手术患儿，则不宜早期活动。此外，脊柱术后早期下床活动或坐起可能因伤口张力增加而不利于伤口愈合，同时，脊髓术后因术中丢失脑脊液，早期下床活动也可能引起低颅压症状。因此，建议此类手术患儿术后 3~5 天甚至更晚再下床活动。患儿留置引流管不是下床活动的禁忌，只需在活动时注意保护引流管即可。

手术后多久能拆线？

不同部位的伤口愈合时间不同。头皮伤口术后 4~5 天拆线，伤口较长时可延至 7~10 天；背部、臀部伤口术后 7~9 天拆线；腹部伤口术后 7 天左右拆线；四肢手术术后 10~12 天拆线（近关节处可适当延长）；二次手术术后 14 天拆线。化疗过程中长期应用激素、营养不良患者伤口愈合时间会延长，需要适当延长拆线时间。

手术后多久能洗澡？

伤口拆线后观察 3~5 天，确定伤口愈合没有裂开、红肿、渗液等异常情况就可以洗澡了。

手术后多久可以给孩子吃东西？
吃东西时要注意什么？

根据疾病不同、手术方式不同及孩子自身情况的异同，术后开始进餐时间及进餐选择不完全一样。外科医生会根据孩子胃肠减压及恢复情况来决定什么时候开始让孩子经口喝水或进食。其实，术后数小时胃肠功能已经逐渐恢复了，并且术后早期积极的肠内营养支持更有利于减轻术后并发症、促进胃肠恢复，以及减少住院时间。当然，具体开始进餐时间还要由外科医生来决定。如果医生认为可以开始经口进食了，一般会先尝试饮水，选择温水，少量多次。如果孩子没有呕吐、腹胀、腹痛、腹泻等不适，就可以慢慢过渡到流食（如米汤、面汤、果汁、藕粉等），进而半流食（如烂粥、碎面条汤、面片汤等），然后慢慢添加软烂蔬果、蛋类、肉类，最终逐渐过渡至均衡的正常膳食。

值得注意的是，我们通常吃的流食都是高碳水化合物低蛋白质和微量营养素的，并不利于术后伤口愈合。所以对于术前就营养状况不佳的孩子，或者是需要较长时间吃流食的孩子，当术后喝水没问题之后，就可以喝特殊医学用途配方食品配的营养液，帮助补充营养。部分孩子由于疾病问题（如胆瘘、胰瘘、乳糜瘘），可能较长时间不能经口进食或需要限制进食（如限制脂肪），这时就需要经管饲喂养或者肠外营养支持，以保证孩子充足的营养摄入。

手术之后身上的引流管需要放置多久能够拔除？

不同手术、不同部位的引流管拔除时间不等，不同的医生对拔管指征及拔管时间也可能存在少许差异。腹腔引流管待引流液呈无色或淡血性并持续 2~3 天引流量低于 30 mL 后可拔管；胆道 T 管引流一般留置 2 周以上，拔管前常需造影，须夹闭 24~48 小时并无腹痛、黄疸、发热等症状方可拔管；负压引流球无引流液后可拔管；脑室或硬膜下外引流根据病情需要，待脑脊液性状好转（变清或感染控制）或无明显引流液后可考虑拔除引流管，引流管最长可留置 2~4 周不等（抗感染管可留置较长时间），否则需再次手术更换引流管；普通皮下引流管或引流皮片一般可留置 2~3 天，同时根据引流液量及性状决定何时拔除。一些手术需要预防性置管，根据观察目的不同也会有不同的置管时间。

围术期如何合理安排饮食？

围术期是指以手术治疗为中心，包含术前、术中及术后的一段时间，一般为术前 5~7 天至术后 7~12 天。

手术前低营养风险的患儿鼓励进食高蛋白食物（如鸡蛋、鱼、肉、奶制品等）。有营养风险而又不能从正常饮食获得充分营养补充的患儿，建议加用口服营养补充剂或肠内营养补充。如果高营养不良风险的患儿经口进食不足，建议开展肠内管饲营养，充足的营养供给才能保障手术的顺利进行和康复。

术后早期恢复经口进食是安全的，而且可以促进肠功能恢复，加速患儿康复。进食的种类和量可以根据不同手术情况选择并逐步增加，以患儿能耐受，没有腹胀、恶心、呕吐等不良症状为标准。术后蛋白质摄入应足量。术后建议给予高蛋白（如鸡蛋、鱼、肉、奶制品等优质蛋白）饮食。根据手术的不同，可能需要选择低脂、低纤维的膳食，减少如韭菜、芹菜、黄豆芽等粗纤维的摄入。烹调宜采用蒸、煮、炖等方法使食物细软易消化，宜少食多餐，细嚼慢咽。当正常饮食不能满足营养目标量的 75% 时，建议加用口服营养补充剂或肠内管饲营养补充，如还是较长时间不能达到目标能量，则应启用肠外营养支持。

手术后有什么忌口吗？

首先，没有广义上需要忌口的食物，例如忌口"发物"是没有科学依据的。另外，对于实体肿瘤患儿，根据手术的类型不同，需要忌口的食物不同。例如，如果手术不涉及消化系统，基本不需要忌口，一般术后清醒过来就可以喝水，没什么问题就可以喝奶等流质食物，能耐受就可以正常吃饭了；如果手术出现了乳糜腹，则需要忌口高脂肪的食物，采用低脂膳食；如果手术涉及胃肠等消化道器官，会根据手术的不同，术后第一次进食可能需要忌口高膳食纤维或高糖的食物等。建议术前请营养科会诊评估，给出围术期的营养干预和忌口方案，帮助取得更优的康复效果。

> ## 术后如果出现乳糜腹，
> ## 饮食上应该注意些什么？

乳糜腹是由于富含三酰甘油（甘油三酯）的淋巴液漏至腹腔导致腹腔内乳糜液积聚而形成的。患儿进食含脂肪食物后，乳糜腹水呈乳白色。由于漏出的乳糜液富含蛋白质和淋巴细胞，长时间大量乳糜腹水会造成患儿低蛋白血症和免疫力低下。

乳糜腹的治疗策略很多样，如低脂饮食、无脂饮食、高中链甘油三酯（medium chain triglycerides，MCT）饮食，甚至禁食、静脉营养等，但什么方式最适合却没有定论。口服摄入量造成的乳糜漏出量的变化也因人而异，每天也不同，因此营养方案也需要相应调整。长链的甘油三酯（>14 碳链）需要形成乳糜微粒（直径约0.5 mm）经肠道黏膜吸收进入乳糜管，而中链甘油三酯（6~12 碳链）多为水溶性的，不需要经过淋巴系统，直接进入门静脉系统。因此中链甘油三酯在乳糜漏的治疗中占有重要地位。

目前，初始治疗还是建议高蛋白高 MCT 膳食，食材尽量选用脂肪含量低、蛋白质丰富的食物来源，烹调用油可以选择商品化 MCT 油或椰子油。比较适合的烹饪方式为蒸、炖、汆、煮等。大部分绿色蔬菜、瓜茄类、根茎类食物，还有水果都属于低脂食品，但坚果以及水果中的牛油果、榴莲等脂肪含量较高，不宜选用。动物性食材中脂肪含量较低的有蛋清、动物血、去头去皮的虾仁、鱼肉、家禽的胸肉等。

婴幼儿患者可以选用高 MCT 的配方奶粉 [如明治高 MCT 奶粉，MCT 占总脂肪含量 97%（蓝罐）和 82%（绿罐）；美赞臣

PORTAGEN 为 87%，小百肽为 58%，美赞臣 Pregestimil 为 55%]。考虑到长链脂肪酸对中枢神经系统发育的作用，不建议食用很高 MCT 比例的配方超过 2 个月，必要时可以间断肠外营养输注长链脂肪乳剂补充。

随着乳糜漏出量的减少，可以逐渐开放脂类的摄入，逐步过渡到正常饮食。但是饮食控制无效时，可能需禁食、静脉营养支持，少数保守治疗无效的患儿甚至需要考虑外科治疗。

手术切除肿瘤后，还会复发吗？

肿瘤切除以后是否会复发，这是很多家长关心的问题，因为复发会使疾病的治疗变得复杂，也会影响预后。多数情况下，良性的肿瘤、局限在局部的肿瘤（没有远处转移）、生物学特性良好的肿瘤（比如没有 *MYCN* 基因的扩增）、手术完整切除和局部淋巴结都得到完整清扫的肿瘤，不容易复发。而那些发现时就出现多处转移、肿瘤侵犯邻近脏器无法完整切除、肿瘤没有包膜和边界、对血管外膜有侵袭、术后没有遵医嘱化疗或放疗、肿瘤对化疗不敏感等情况，会使肿瘤复发的机会增加。当然，这种情况并不是绝对的。有的肿瘤，比如胚胎癌即便不手术只凭化疗也能达到完全缓解和不再复发；精原细胞瘤只需放疗也能得到非常好的控制；等等。

化疗

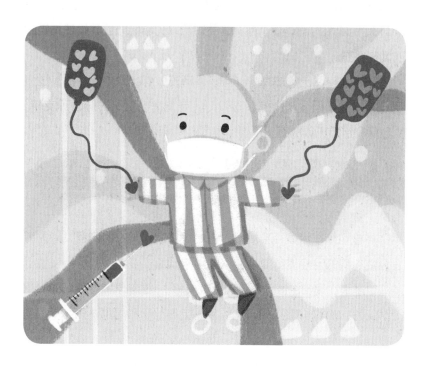

手术后多久能开始化疗？

这与手术的类型和大小、身体恢复情况、化疗的强度以及肿瘤的性质有关，大致的原则如下：

化疗药物可能导致脏器功能损害、骨髓抑制等。一般情况下如无化疗禁忌证（如恶病质、严重感染、重要脏器功能障碍等），术后5~10天可开始化疗，比如横纹肌肉瘤建议术后1周内开始化疗，肾母细胞瘤建议术后1周开始化疗，肝脏肿瘤全切术后10~14天开始化疗（具体时间间隔视肝脏切除体积而定）。如手术创伤较大，可根据情况延迟化疗时间，待患儿病情允许再行化疗。部分肿瘤仅行活检手术或未全切并可能较快进展或复发者，经评估无明显禁忌证、各脏器功能可耐受化疗也应尽早开始化疗。

辅助化疗和新辅助化疗分别指什么？

化疗是用化学药物对肿瘤细胞进行杀灭的治疗方法，是儿童恶性肿瘤综合治疗中的重要组成部分。按照使用的时间和目的可以分为辅助化疗和新辅助化疗。在儿童肿瘤的治疗中，有时即使医生已经在手术中切除了所有当时肉眼可见的肿瘤，大部分患儿还是需要在术后继续化疗，以清除可能残余的癌细胞。这种在术后为了降低复发风险而进行的化疗称为辅助化疗。而新辅助化疗是在患儿手术前先进行的化疗，以清除已经有远处转移的肿瘤，或者缩小原发肿瘤，使其更容易被切除，保护周围器官并减少手术并发症。

多加化疗可以减少恶性肿瘤复发吗？

目前，各类恶性肿瘤化疗的用药方案与疗程是经过长期临床病例资料积累和临床试验总结制定的，无证据支持下不能因期望降低复发率而随意额外增加化疗疗程或药物剂量。已有证据表明多数肿瘤增加疗程不能降低复发率，反而提高并发症和死亡的风险。除非有新的治疗药物和治疗方案，或医生评估有必要（属个别情况），否则不建议增加化疗或疗程。

化疗有什么常见的副作用?

化疗最常见的副作用之一是外周血的血细胞减少(即骨髓抑制),可出现感染、贫血、出血、食欲低下、恶心呕吐(消化道反应)、肝肾功能损伤、过敏、脱发等。在化疗时,患儿的抵抗力比较低,容易发生感染。医生会强调要注意预防感染,如果出现发烧要马上去医院。化疗后患儿往往抵抗力比较低,严重的骨髓抑制容易发生比较严重的感染、出血、乏力。一些特殊的药物还会对特定脏器有相应的副作用,比如蒽环类药物的心脏毒性、铂类药物的耳毒性和肾毒性等。至于患儿家长担心的接受化疗后患儿胃口不好、恶心、呕吐这些反应,确实会出现,但不是每种药都有,而且多仅在用药期

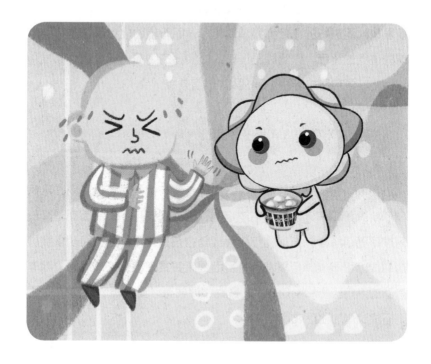

间或用药后 2~3 天内出现，之后就不明显了。不同化疗方案用药种类不同、剂量不同，产生的副作用也不同。疗程开始前，医生会向家长讲解要用的化疗药物以及可能产生的副作用。多数副作用有相关的处理措施，少数情况会遗留长远后遗症，但不多见。

为什么化疗会产生副作用？

化疗药物具有抑制细胞分裂和生长的作用，不仅抑制肿瘤细胞，也抑制了体内非肿瘤细胞的分裂和生长，特别是一些生长活跃的细胞，比如骨髓造血细胞、口腔和消化道黏膜上皮细胞以及毛囊细胞。因而，在化疗过程中，患儿会出现骨髓抑制、乏力、恶心、呕吐、口腔溃疡、脱发等副作用。

化疗药物说明书上的副作用都会发生吗？

化疗药物说明书上的副作用不会都发生。化疗药物的厂商会把以前临床试验中发生过的所有副作用都列在说明书上，因此说明书上通常会列出许多种副作用，但这些副作用并非都会发生，甚至有些副作用的发生概率非常小。化疗药物在患儿身上的具体副作用通常因人而异，不过，绝大多数的副作用都是可以监测的，有些副作用还可以通过其他药物或者方法来减轻或预防。而且通常来说，尽管化疗药物可能带来某些副作用，但就治疗来说还是利大于弊。如果有严重甚至危及生命的副作用发生，医生会在评估后停药或者换药。

孩子的治疗副作用刚有所控制，是否要进行下一次化疗？

医生会根据患儿的肝肾功能、血象以及体格检查，决定孩子能不能够耐受下一个疗程的化疗。

（1）如果医生觉得患儿可以耐受下一个疗程的化疗，医生都会建议尽快开始化疗，这样既可以减少肿瘤细胞重新生长的机会，也减少肿瘤细胞耐药的发生，如果此时不及时化疗，在推迟或停止化疗期间，肿瘤的复发风险可能会增加。

（2）如果医生觉得患儿目前的身体条件不能接受化疗或者不能耐受下一疗程的化疗时，需要暂停化疗，这时候如果强行化疗，可能副作用明显增加，严重时可能危及患儿生命。另外，这并不表示癌细胞一定会复发，因为化疗药物在体内的效果还没有完全消失，偶尔拖延一下影响不会很大，家长也不用过于担心。

为什么化疗会导致便秘或腹泻？

化疗会对消化道产生显著的影响，影响细胞状态，改变肠道菌群环境，便秘和腹泻都有可能出现。例如，化疗药长春新碱能够导致顽固性便秘，而便秘又很容易进一步导致食欲不振。化疗对消化系统的影响导致了孩子对食物不耐受以及吸收不良，这可能导致腹泻。化疗后出现的感染或者长期使用抗生素也容易导致腹泻。无论出现哪种情况，都应及时跟医生和营养师交流。

如何应对化疗导致的腹泻？

1. 避免脱水，保证充足的液体摄入

腹泻易导致大量的液体和电解质流失，需要及时补充，避免引起脱水和电解质紊乱。如腹泻量与次数不是很多时，可注意多喝水，与孩子一起看书、看电视或休息时，可以每隔几分钟就给孩子喂一点温水。

如果腹泻剧烈，应及时就医，排除感染所致的腹泻后，可根据医嘱口服补液盐补充电解质（务必咨询医生，不要自己随意补充）。如果不能正常进食或者腹泻很严重，甚至出现脱水等表现时，医生会根据液体丢失量进行静脉补液。如腹泻存在感染因素，医生会根据具体情况处理。

2. 适当多吃富含可溶性膳食纤维的食物

可溶性膳食纤维可以吸水膨胀，帮助大便成形，对腹泻有一定帮助作用。可溶性膳食纤维可以从食物中获取，比如燕麦片、香蕉、米饭、白面包等。

3. 避免高油高脂食物

过多食用油腻的食物会加重腹泻。

4. 避免甜饮料，少食用糖醇类甜味剂

避免饮用可乐、雪碧等甜饮料；控制果汁的量或者用水稀释果汁。糖醇是一类甜味剂，如木糖醇、山梨糖醇等，大量食用也容易引起腹泻。

5. 注意控制乳制品摄入

腹泻持续时间长会影响肠黏膜的正常功能，可能会出现暂时性

的乳糖不耐受。如果孩子在喝乳制品以后，出现腹胀、腹泻加重，则考虑先不吃乳制品，或者选择乳糖酶处理过 / 无乳糖的乳制品，例如舒化奶。另外，化疗期间或化疗后中性粒细胞减少时应禁止食用酸奶。牛奶应煮沸后食用。

6. 补充肠道益生菌

益生菌对抑制腹泻有一定的帮助，尤其是反复使用抗生素引起肠道菌群紊乱而导致的腹泻。但是对治疗中的患儿是否使用益生菌，医疗界有一定的争议。加之市场上的益生菌种类繁多，质量参差不齐，请务必咨询医生和营养师。

7. 药物治疗

腹泻可以通过一定的药物来控制，如蒙脱石散对腹泻有良好的治疗作用且不会产生副作用，可以帮助保护肠道黏膜。市面上还有一些其他药物，使用前一定要向医生咨询，选择适合的药物。另外，腹泻可能会刺激肛门黏膜，增加肛周感染的可能性。因此，如果孩子腹泻，每次排便后最好用温水清洁，并使用消毒液坐浴，然后用柔软的毛巾拍干，切忌用硬纸擦；可在肛周涂抹合适的皮肤保护剂，促使皲裂皮肤愈合。有些药物会导致腹泻，可以和医生或药剂师交流，看是不是必需的药物。

> **孩子化疗期间偶尔腹泻，可以每天吃益生菌调节吗？**

益生菌本身也是一种细菌，在化疗期间白细胞极低的情况下服用反而有可能会引起孩子感染。腹泻的原因很多，需要根据病情分析，在医生的指导下合理用药。很多时候，孩子在化疗期间出现的腹泻是药物的副作用。如果孩子在使用抗生素的情况下服用益生菌，抗生素也会抑制益生菌的作用，这种情况下益生菌的帮助则不大。另外，化疗患者大多留置中央静脉导管，存在益生菌经导管入血致感染的可能。如果说病情需要吃益生菌的话，可以服用灭活菌株，如口服乳杆菌 LB 散，并且不要在中央静脉输液患儿附近打开散剂，避免引起内源性感染。

如何应对孩子便秘？

首先，家长需要掌握孩子平常的排便规律。便秘是指相对于孩子的正常情况，排便次数减少、排便困难。比如，如果孩子平常每天排便一次，那么 3 天没排便就是便秘的症状了。一般来讲，超过 72 小时未排大便就必须进行处理。便秘时间越久，处理起来越不容易，所以遇到便秘的情况应及时跟医生或营养师交流，有些药物会导致便秘，可以看是不是必需的药物。可以尝试下面几个小方法：

（1）提醒孩子一有便意就去上厕所，帮助孩子养成定时排便的习惯。

（2）在孩子病情允许的情况下，保证充足的液体摄入：喝足够的液体，可以是水，也可以是汤，还可以是蔬菜汁或者果汁。

（3）多吃富含膳食纤维的食物（果蔬和粗粮），例如西梅、火龙果、梨、桃子、金橘、阳桃、香蕉、豌豆、青豆、西兰花、胡萝卜、莲藕、西芹、四季豆、山药、芋头、空心菜、茄子、冬瓜、燕麦、红薯、玉米、全麦等。膳食纤维可以帮助肠道蠕动，刺激便意，对缓解便秘很有帮助。西梅汁通常能够缓解便秘，可以尝试。如果已经便秘了，不建议大量进食不可溶性膳食纤维（如芹菜中嚼不动的纤维部分），容易导致腹胀。

（4）适量的运动。运动也可以增加肠道蠕动，帮助排便。在治疗期间，孩子一般都比较虚弱，尽可能地鼓励孩子下床活动，做一做简单的拉伸运动。另外，也可通过手法进行顺时针的腹部按摩，促进肠蠕动，帮助排便。

（5）药物治疗。通常，尝试上面几种方法后，如果便秘不能得到缓解，可以考虑药物治疗。缓解便秘有多种药物，作用机制不同，可以跟医生讨论，根据孩子的实际情况选择适合的药物来缓解便秘。常用缓解便秘的药物有乳果糖，这是一种渗透性缓泻药，相对比较安全。对于化疗的患儿，开塞露类塞肛药物要慎用。如果化疗期间孩子用了很多镇痛药物，会减慢肠胃蠕动，可能就更需要及时根据情况使用一些通便的药物。

化疗会引起脱发吗？该怎么应对？

有些化疗药物可能会引起脱发，或者导致发质稀疏。脱发症状通常在治疗开始后 7~10 天出现。在脱发严重的时候，所有的毛发可能都会脱光，包括眼睫毛、眉毛、腋下毛发、阴毛等。家长需要帮助孩子及时清理掉落的头发。

当化疗停止或者剂量减小时，头发通常会重新长出来。不过，新长出的发量和质地都可能与治疗前略有不同（可能变得更卷、更密，也可能变得更稀疏）。

如何帮助孩子应对化疗造成的脱发？

不同孩子对脱发会有不同的反应。刚开始脱发时孩子可能不太容易接受，有时会感到生气、忧郁或无奈。家长可以多和孩子沟通，帮助孩子把不良的情绪发泄出来，这会让孩子舒服一些。对于年龄较大的孩子，可以告诉孩子这只是暂时的，当化疗结束后，头发会重新长出来。

同时，孩子会比较在意自己的外表。家长可以给孩子买一顶他（她）喜欢的假发，或者漂亮的帽子或头巾，增强孩子对自己外表的自信。如果采用假发，一定不要贪图便宜购买市面上常见的假发，否则容易导致局部的感染。应采用质量好的生物假发，但这类假发会比较昂贵一些。

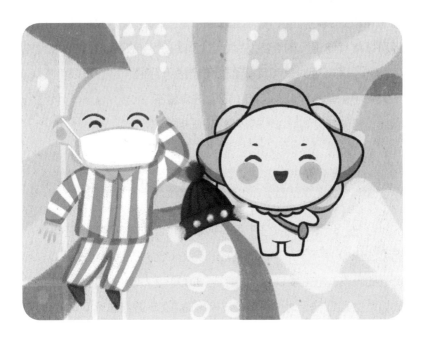

化疗过程中是否要忌口"发物"？

"发物"是中医加民间的说法，在现代营养学里没有这个概念，只需要忌口有食品安全和感染高风险的食物即可。很多"发物"如海鲜、鱼、鸡等，都是优质蛋白，尤其是鱼肉，是非常容易消化吸收的优质蛋白，只要孩子没有过敏，都是可以吃的。如果忌口各种"发物"，会导致蛋白质摄入不足，弊大于利。如果实在担心，建议找专业的营养师针对个体情况来决定孩子需要忌口哪些食物。

化疗中的宝宝可以吃母乳吗？

如果孩子和母亲都没有不能母乳喂养的其他疾病，1岁以内的宝宝可以继续吃母乳，母乳是非常好的营养来源。如果条件允许，还可以继续吃母乳到2岁及以上。建议化疗中的婴幼儿，由专业临床营养（医）师对其和其哺乳的母亲进行评估，并给予喂养指导。如果孩子的营养状况不佳和（或）进食量不足，还可以对母乳进行强化，增加单位体积母乳的热量和蛋白质及其他营养素。

化疗后孩子该怎样补钙？

经过长期治疗的孩子不但有钙水平较低或缺钙表现，还可能伴有维生素 D 水平不足，这时需在补钙的同时补充活性维生素 D，帮助钙的吸收。维生素 D 通常维持剂量 600~800 单位即可，但当孩子确诊维生素 D 缺乏时（可以通过检测血清 25- 羟维生素 D），那么就需要按照治疗剂量补充维生素 D，根据孩子的年龄和缺乏程度，一般给予每天 2000~5000 单位。

孩子化疗期间一直不增体重，有什么好办法？

如果孩子在治疗期间不能跟上这个年龄的生长发育情况，就应该给孩子及时进行营养干预。如孩子体重下降，建议请营养科会诊。一般体重下降多与饮食不足相关。化疗药物的副作用会影响孩子的食欲或消化功能，可以尝试增加孩子的食欲，如注意烹调色香味、鼓励进食、少食多餐，多吃高能量、高蛋白、高维生素的食物。如果孩子还是不愿意吃饭菜，应积极补充口服营养补充剂（特殊医学用途配方食品全营养配方），如果口服摄入不好，应该和医生、营养（医）师讨论，积极尝试肠内营养（比如用鼻胃管给予肠内营养液）来增加营养的摄入。

化疗期间恶心呕吐怎么办？

从饮食营养的角度我们可以尝试下面几个小方法：

1. 建立食物记录

诱发恶心呕吐的食物因人而异，有的食物可以让一个小朋友觉得恶心呕吐，但另外的小朋友可能会觉得没有关系。建议家长们可以做一个记录：什么食物孩子闻到或者吃到就有恶心的反应或者引起呕吐，以后要避免在治疗期间给孩子提供这些食物。

2. 准备室温食物

做好的食物凉到室温再端给孩子，高温会加重食物的气味和味道，室温甚至凉的食物更容易被孩子接受。

3. 一次不要吃太多

让孩子不要一次性吃太多食物，尤其应尽量避免进食过多的液体食物，以防止造成胃部的饱胀感；晚餐不宜进食过多，避免增加呕吐的情况；尽量让孩子放慢进食的速度；避免在进食时饮水、在感到饥饿前进食；保持食物和用餐环境无异味。

4. 避免油炸、味重食物

油炸的食物或者是气味比较重的食物容易引起恶心，尽量不要给孩子提供这些食物。家长也不要在孩子面前吃。

5. 避免油烟

油烟也容易引起恶心、呕吐。建议做饭时，让孩子待在通风好的地方。

6. 日常环境准备

消除房间内的异味，如植物的特殊气味、香水味等刺激性气味，以防刺激孩子出现恶心、呕吐。保持房间内采光和通风良好，调整与孩子轻松进餐的气氛。

7. 饭后不立即平躺

吃过饭后，可以先坐一会儿，或者把枕头垫高。食物刚刚下肚就平躺容易增加呕吐的风险。

8. 药物控制

恶心呕吐可以通过药物来控制，建议和医生讨论，选择适合的药物。

9. 治疗期间的饮食小贴士

可采取"前三后二"两餐制进食法，化疗前 3 小时进食早餐，化疗后 2 小时进食晚餐。治疗期间选择高热量、高蛋白、低脂、富含维生素、易消化的流质或半流质饮食为主。饮水时也要注意，尽可能少量多次。禁食刺激性食物和难以消化的食物。饮用薄荷茶、橙汁或葡萄汁等也可减轻化疗期间恶心呕吐等不适症状。

家长们除了尝试以上的小方法外，还要积极与医护人员沟通，因为严重的呕吐会造成脱水以及身体内的电解质的紊乱，是需要及时采取治疗措施的。另外，在孩子不呕吐的时候，家长们也要积极地及时给孩子提供液体或者食物，以满足孩子对液体和营养的需要。

> **孩子化疗以后出现了骨髓抑制，三系细胞[1]降得厉害，体重也下降了好几斤，这种情况该怎么办？**

化疗后很多孩子会出现骨髓抑制，中性粒细胞减少或缺乏时抵抗力会降低，这种情况下建议摄取经过高温烹制的食物，不吃生鱼片、未全熟的肉（如七分熟的牛排、白切鸡、溏心蛋等）、沙拉、泡菜等食物，水果建议吃可以剥皮或者削皮的，不吃不容易洗干净的莓类水果，如草莓、桑葚、蓝莓等，也不要吃部分腐烂的水果。

另外，煮熟的食物在常温下不宜放置超过 2 小时，以免滋生细菌。避免摄入坚硬粗糙、多渣的食物，以免划伤消化道。酸奶和有活菌的益生菌也要谨慎食用。

---

① 三系细胞：指血液检查中的红细胞，白细胞和血小板。

对于有贫血的孩子，医生会帮助综合分析患儿贫血的原因，如缺铁性贫血可以补充铁剂、红肉、血豆腐、肝脏等富含铁的食物；如果是巨幼细胞性贫血可以补充叶酸和维生素 B_{12}；如果是化疗药物引起的贫血，必要时可以输血，等待骨髓细胞自然修复。

体重下降对治疗不利，增加感染风险，降低生存率。对于体重下降，建议积极跟医生沟通并且请营养科会诊，最优化营养摄入，如果口服不足，需要积极进行管饲营养支持，避免体重继续下降。

家中有正在化疗期间的孩子，家里环境有什么需要注意的吗？

家中保持整洁干净，空气流通清新，室内暂时不要放鲜花、盆花，垃圾桶要加盖，垃圾存放时间不宜超过 2 小时。定时开窗通风，有条件者可以装空气净化器。

化疗导致口腔溃疡怎么办？

口腔溃烂是化疗中常见的副作用，容易对进食产生影响。孩子的口腔内壁可能红肿或出现产生疼痛的溃疡，也可能出现白色斑块（小突起），严重者大片口腔黏膜溃破，形成白色膜状物。口腔溃疡的痛感非常强烈，可以用含镇痛麻醉药（如含利多卡因）的漱口水缓解。小面积溃疡可在饭前用棉签蘸局麻药凝胶轻轻涂抹溃疡，对缓解不适也非常有效。

同时，从饮食营养的角度，我们还可以尝试下面几个小方法：

（1）注意口腔护理，可以指导孩子用漱口水漱口，每次 30 秒，注意不要遗漏咽部的清洁。可以自制碱盐水（小苏打 + 食盐 + 水），也可以用医院的漱口水，但不要使用含酒精等对伤口有刺激性的漱口水。日常使用软毛牙刷刷牙。

（2）治疗期间，可以将蜂蜜涂在口腔黏膜上，让蜂蜜在口腔内至少保留 1 分钟，使蜂蜜与口腔黏膜充分接触，然后小朋友可以自愿选择吐出或吞下。每天涂抹蜂蜜 4 次，每次间隔 6 小时，可有效地预防口腔溃疡的发生。也可以在治疗期间口含用蒸馏水冷冻的冰块，或口含冰水，以减轻孩子的口腔压力，预防黏膜充血和肿胀等状况。但需注意的是，口含时间不宜过长，不得将冰块或冰水咽下，以免增加胃肠道不适感。

（3）口腔黏膜有淤血、出血情形或牙龈肿胀时，不要用牙线，使用棉签代替牙刷来刷牙。当孩子血小板小于 20×10^9/L 时，停止刷牙，选用适宜的漱口液含漱即可；血小板大于 20×10^9/L 时，可以使用软毛牙刷进行刷牙，注意动作要轻柔。

（4）以稀软食物为主，例如碎面条、粥、五谷糊糊等。避免干硬的食物，如饼干、薯片、整颗的坚果等。同时要鼓励孩子多吃高蛋白的食物。可以把蔬菜水果搅拌成泥，方便食用。坚果可以放到搅拌机打碎食用。

（5）如果对固体食物耐受不好，推荐流质食物。可以是全营养的特殊医学用途配方食品（口服营养补充液），或者用搅拌机自制奶昔等。吃的时候可以用粗一点的吸管，方便吸食较稠的液体，减少食物与口腔的接触，减少疼痛。

（6）以常温为主，避免进食过冷、过热、过硬的食物。

（7）少食多餐，尽量选择用高蛋白、高维生素 C 和维生素 B、易消化类食物，多食水果蔬菜，禁食粗糙、坚硬、高盐、酸性及辛辣性食物；禁食过凉、过热食物，口味清淡，以白味为主，不要加刺激调料，尤其是辣的、酸的食物，例如辣椒、芥末、大蒜、橙汁、柠檬汁、泡菜、腌菜、番茄（西红柿）制品。

（8）避免碳酸、苏打饮料，比如可乐、雪碧等。

（9）药物治疗：一般由护士进行口腔清洁护理，如果为细菌或真菌感染，需静脉或局部使用抗真菌或细菌药物。为增加进食，可在吃饭半小时前吃止痛药。

（10）考虑营养支持：进食情况持续不好的话，尽早跟医生、营养师讨论，选择适合的营养支持方案，保证营养的供给。

化疗期间如何预防感染？

化疗期间或化疗后一段时间，患儿白细胞低，容易感染。感染和护理、环境及饮食的关系很大。孩子需要干净的环境，必要时住层流床。接触孩子时需要戴口罩，注意手卫生，一般洗手后再用免洗消毒液清洁手。患儿的食物需要干净且容易消化，新鲜水果需要开水烫后去皮。采取含杀菌剂的漱口水漱口和高锰酸钾溶液坐浴等办法减少口腔和肛周感染。对于化疗方案强，预计白细胞降低持续时间长者，可给予丙种球蛋白和抗生素预防感染。

化疗后孩子身体虚弱怎么办？

化疗后可以通过饮食调整、适当运动等帮助康复。

（1）首先给孩子营养丰富且均衡的饮食，保障蛋白质及其他各种营养素的供给。饮食食物多样化，易消化吸收。一岁以内的孩子，如果是母乳喂养，可以咨询专业儿科临床营养师，评估是否需要强化母乳来提供更多的营养。一岁以上的孩子，如果已经喝牛奶或者其他乳制品了，可以考虑用全营养配方的特殊医学用途配方食品来代替乳制品（特殊医学用途配方食品能提供更丰富的营养素，且单位质量提供的热量和蛋白质也比普通乳制品和幼儿配方奶粉高）。同时保障食品安全，不吃生的肉鱼虾蛋。蔬菜水果洗干净，去皮食用。

（2）除饮食外，为了使孩子身体慢慢强壮起来，建议让孩子适当做一些锻炼。患儿缺乏运动，锻炼较少，肌肉更容易萎缩，对化疗的抵抗力就会更弱，抗感染能力也会降低。如果孩子的身体条件允许，建议孩子尽量多活动，家长带孩子参加户外活动，这些都是有益的，但应避免去人群聚集的地方。

化疗期间孩子外出需要注意些什么？

尽量少去人口密度大、空气不流通的公共场所，更不能到内外温差过大的地方。可以到空气流通良好、人口密度较低的开阔的地方。在人多的环境中需戴口罩，并勤换口罩，做好手卫生；同时避免接触感冒、咳嗽等生病的人群。

化疗药物的远期副作用有哪些？

一些化疗药物可能导致人体继发第二肿瘤，以白血病多见。一些特殊的化疗药物，比如蒽环类药物，可能会有远期的心脏毒性，博来霉素可能会有远期的肺纤维化毒性。对于儿童肿瘤患者来说，化疗会不会影响生长发育、智力发育等还没有明确的数据。

化疗对生长发育和以后的生育有没有影响？

大多数化疗药物对于患儿的生长发育和生育影响不大，但少数药物（包括移植前预处理治疗）可能会影响患儿的性腺和生育功能，需要动态评估患儿的生长发育。在应用比较强烈的治疗方案化疗时，比如在对骨髓移植患者化疗前，预计可能会引起性腺早衰（女性的卵巢功能早衰），通过现代的医学技术可以将一侧卵巢组织提前冻存，以后到性发育期前或生育期前再进行卵巢组织植入。对于男性来说，睾丸组织冻存及青春期后的精液冻存是保存生育的选择。以上措施可以保证患儿有正常的生长发育和正常的生育功能。

放疗

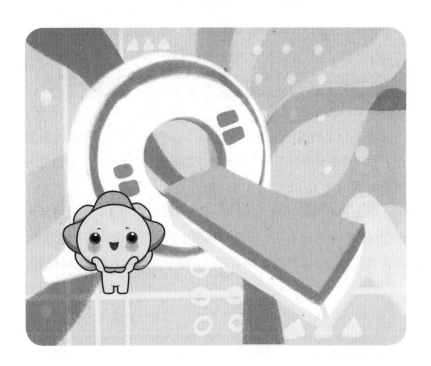

哪些儿童肿瘤需要做放疗？
是否可以替代手术治疗？

对于常见的儿童肿瘤，需要接受放疗的包括中枢神经系统肿瘤（髓母细胞瘤、幕上的原始神经外胚叶肿瘤和松果体细胞瘤等）、尤文肉瘤、肾母细胞瘤、神经母细胞瘤、横纹肌肉瘤，以及急性白血病移植前的全身照射，骨转移、脊髓压迫的姑息减症放疗。

放疗、手术和化疗是相互配合的。临床上一般在术后有残留病灶或者复发风险较高时采取辅助放疗。对于不适合进行手术的，可以采取根治性放疗，比如鼻咽部的肿瘤、颅内的生殖细胞瘤等。

放疗和化疗哪个更痛苦？

95% 以上的放疗属于局部放疗，仅少数血液系统肿瘤需全身放疗，而化疗是全身性用药，因此放疗的痛苦远小于化疗，舒适性远大于化疗。

但是并不能以痛苦大小作为标准选择治疗方法，不能痛苦大的治疗方法就弃之不用，而选择痛苦小的方法，必须将三种方法，即手术、放疗、化疗有机结合起来，这样才能顺利地完成肿瘤的治疗。

儿童肿瘤常用的放疗技术有哪些？

儿童肿瘤常用的放疗技术和成人基本一致，主要包括：

● **三维适形放射治疗**（3-dimensional conformal radiation therapy, 3DCRT）：高精度的放射治疗，利用 CT 图像重建三维肿瘤结构，使病灶周围正常组织的受量降低。

● **调强放射治疗**（intensity-modulated radiation therapy, IMRT）：三维适形放疗的一种，照射野内剂量强度按照一定要求进行调节，使整个靶区体积内剂量分布比三维适形治疗更满足处方剂量要求。

● **容积弧形调强放射治疗**（volume modulated radiation therapy,

VMRT）：旋转照射，适形度更好，治疗时间更短。

● **立体定向放疗外科**（stereotactic body radiation therapy, SBRT）又称立体定向消融放疗（SABR）：一般要求肿瘤小于 3 cm，需要精确的体位固定和精确的靶区确定，更多适用于单发的肿瘤，在肿瘤较小时可以通过少分次和大剂量照射达到局部肿瘤摧毁的目的。

● **图像引导放疗**（image-guided radiation therapy, IGRT）：通过机载的影像系统（如 CBCT 等）在治疗前进行位置验证，以确定所照射靶区的照射范围，是精确放疗技术的质量保证。

● **质子放疗**：是目前最先进的放疗技术之一。质子束可以在预设位置（肿瘤）释放出最大能量之后停止，也就是达到物理学上所说的"布拉格 (Bragg) 峰"，降低正常组织的受量。相比光子放疗能够明显地降低危及器官的剂量，从而降低各种放疗的不良反应，尤其是远期不良反应。

调强放疗与普通放疗的区别是什么？

调强放疗只是一种精确的放疗技术，随着近年来加速器的信息化、电子化，高精尖技术被越来越多地采用。普通放疗在儿童放疗中也有其优势，如儿童肾母细胞瘤并不严重，照射剂量不高，不一定需要调强放疗，普通放疗即可解决问题，需要的照射剂量低、照射时间短。针对部分复杂肿瘤，尤其是头面部肿瘤，必须要采用调强放疗。

哪些儿童肿瘤适合质子治疗？

1. 质子治疗的适应证及优点

● 全脑全脊髓放疗：保护心脏、肺、肠道、肝脏、食管、甲状腺、膀胱；在最后加量阶段，保护海马、内耳、骨髓造血。

● 颅内或颅底肿瘤：保护垂体、下丘脑、海马、颞叶等。

● 椎体肿瘤：保护肾、脊髓、肠道。

● 霍奇金淋巴瘤：保护肺、心脏、乳腺，相对光子放疗最大程度地降低第二原发肿瘤风险。

● 躯干肿瘤：如肉瘤二程放疗。

2. 质子治疗的禁忌证及缺点

● 肾母细胞瘤：肠道气体和肠道无规律运动对质子治疗有影响。

● 解剖结构变化较大的部位：如肠道肿瘤，运动幅度大的肺部肿瘤（需要呼吸控制）。

● 儿童肿瘤的姑息减症：如减轻骨转移疼痛，由于质子放疗价格昂贵，采用普通光子放疗也可以达到同样目的。

如何选择儿童放疗的时机？

儿童放疗时机需根据疾病类型确定，具体如下：

（1）Ⅲ期或Ⅳ期的高危组神经母细胞瘤：一般在所有治疗结束后进行放疗，即在化疗结束后放疗。

（2）横纹肌肉瘤：一般在化疗的第 4 个或第 5 个疗程选择放疗。

（3）儿童脑肿瘤：原则上应该对 3 岁及 3 岁以上的患儿进行放疗。

（4）恶性肿瘤：如果患儿大于 3 岁，术后 1 个月内应尽早放疗。

总之，放疗时机不能一概而论，要综合肿瘤类型、不同部位、不同年龄，由有经验的放疗科医生决定。

儿童放疗有年龄限制吗？

一般年龄越小，放疗带来的损伤越大，因此有 3 岁后再进行放疗的说法，但临床上 3 岁的界限并非绝对。是否要放疗，要由有经验的儿科放疗医生综合判断，对于某些肿瘤而言，如横纹肌肉瘤、肾母细胞瘤、神经母细胞瘤等这些颅外肿瘤，不需要等到患儿 3 岁再治疗，等到 3 岁后治疗会延误病情。

是不是放疗剂量越大，治疗效果越好？

放疗剂量就是要在疗效和毒副作用之间取得一个平衡。放疗剂量给得越高，对肿瘤的杀伤效果就越强，但是毒性也很大，放疗后遗症、放射损伤也很厉害，那么治疗也是失败的。

影响放疗剂量的因素一是患儿的年龄，二是具体病种，三是肿瘤的病理类型，四是肿瘤发生的部位及肿瘤邻近器官是否为重要器官，要根据这些因素综合考虑。合理的剂量才是最好的剂量，并非放疗的剂量越大，治疗效果越好。

儿童放疗的注意事项有哪些？

儿童放疗注意事项包括：

（1）放疗需要在身上用特制的皮肤墨水画线，标记放疗时体位固定膜与身体的相对位置。

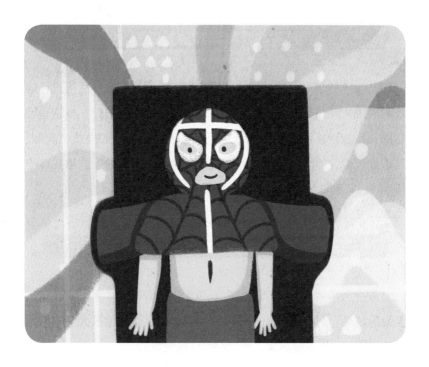

（2）随着精准放疗时代的到来，放疗前也会进行 CT 扫描，目的是采集患儿的影像数据，用于在线矫正摆位误差。在放疗中儿童摆好位后不可移动，否则可能导致放射位置的偏差，不配合的儿童可能需要采取镇静的方法。从开始放疗到放疗结束 4~5 分钟，期间患儿不会有任何不适和痛苦。

（3）放疗不具有传染性，治疗结束后家长可以放心地和儿童待在一起。

放疗多久会开始见效？

放疗主要的作用是治疗肿瘤，见效时间根据肿瘤类型而不同，具体如下：

（1）横纹肌肉瘤：放疗4~5周慢慢缩小。

（2）脑肿瘤中的髓母细胞瘤：放疗后肿瘤消退非常快，一般4周左右全部消失。

（3）脑胶质母细胞瘤：肿瘤消退时间比较缓慢。

（4）儿童胚胎性肿瘤：肿瘤基本4周左右消失，个别脑肿瘤在放疗结束后3个月内消失。

放疗的辅助作用是预防肿瘤出现，如果肿瘤不复发，则一直有效。

放疗后癌细胞还会长吗？

放疗是局部治疗，等同于手术，也是手术的补充。对于局部肿瘤手术加放疗，如果手术较大，放疗范围可相应变小；如果手术范围较小，放疗则必须加大范围。放疗加手术是针对局部肿瘤进行控制，原理上放疗、手术后癌细胞不会再长。

晚期肿瘤放射与手术治疗后癌细胞可能还会长。如果发生远处转移，需要靠化疗解决。理论上放疗加手术对于局部控制非常完美，但也不能排除周边肿瘤再发，如果有转移的肿瘤，在放疗以后还会转移到局部，导致肿瘤复发，所以放疗一定要稳、准、狠，彻底消灭肿瘤。

放疗能根治肿瘤吗？

放疗能根治肿瘤，但必须与化疗、手术相结合。肿瘤治疗是一个综合治疗，并不是一种治疗方法就能解决，具体如下：

（1）早期肿瘤可以通过手术解决，但中晚期肿瘤必须要手术、放疗、化疗三者结合，才能达到治愈肿瘤的目标。

（2）随着放疗技术的发展，对一些早期肿瘤，放疗也能达到与手术一样的疗效，例如对非常早期的肺癌而言，立体定向放疗能达到与手术同样的效果。

（3）由于放疗会带来远期副作用，儿童肿瘤并不建议用单一放疗的方法治疗，要手术、放疗和化疗三者有机结合，最大限度地降低远期的副作用。

儿童肿瘤放疗的副作用有哪些？
副作用多久能缓解？

放疗副作用包括急性（早期）副作用以及远期（晚期）副作用。急性副作用包括全身副作用及照射局部副作用，全身副作用包括疲劳、不适、恶心、呕吐和末梢血象下降等；局部副作用主要涉及放疗组织的一些损伤，如黏膜、唾液腺、脱发、皮肤损伤等。但是儿童和成人对射线的敏感度和耐受程度不同，相对来说大多数儿童对放疗的敏感度和耐受程度更高，因此要求的根治放疗剂量相对成人也更低，所以患儿在整个放疗过程中出现急性放疗副作用的情况与成人比相对较少且程度较轻。

对于一些特定的儿童肿瘤类型，比如髓母细胞瘤、生殖细胞肿瘤以及一些颅内淋巴瘤患者等，术后需要接受全脑全脊髓的放疗。放疗的副作用和照射部位及体积等相关，由于全脑全脊髓照射的范围及体积比较大，因此对于患儿的多个组织器官发育均有影响，尤其对身高的发育影响较大。

目前认为如果放疗剂量在 10 Gy 以下，身高可能会比同年龄标准身高降低 2~3 cm。12 个月以下的患儿，如果接受 10 Gy 剂量以上的放疗，在其成人之前身高缺失有可能达到 7~8 cm；对于 10 岁以上的患者，照射剂量 15 Gy 以上，身高缺失为 4~7 cm。因此，随着年龄的增加，放疗对身高的影响是逐步减弱的。

对于远期副作用，临床上较为关心的一点就是继发性肿瘤（second neoplasms, SNs）效应，即患者接受放疗以后，随着生存期的延长出现第二肿瘤的可能性。出现继发性肿瘤效应的患儿死亡概率是没有接受过放疗患儿的 6 倍。继发性肿瘤效应中与放疗相关的二次肿瘤主要是各种实体肿瘤，占比接近 80%，如中枢神经系统肿瘤、乳腺癌、甲状腺癌、软组织肿瘤等。

除了继发性肿瘤效应之外，其他器官的慢性毒性（比如心脏、肺、肾脏、神经系统等）、严重慢性疾病、内分泌功能紊乱，以及家长关心的生长发育迟滞、五官畸形等问题，这些副作用随着患儿的生长发育以及生存时间的延长，带来的远期毒性的风险也逐渐增高。

但好消息是，美国儿童肿瘤协作组（Children's Oncology Group，COG）2017 年在国际著名的医学杂志《美国医学会杂志》（*The*

Journal of the American Medical Association，JAMA）上曾经发表文章，指出随着经济的发展和治疗技术的进步，以及儿童肿瘤副作用在临床和科研上的认知逐渐增加，继发性肿瘤效应以及远期损伤的发生率呈逐年下降的趋势。

盆腔位置做放疗会影响生育吗？

对于盆腔肿瘤、前列腺肿瘤、生殖器肿瘤等，如果在放疗过程中损伤到卵巢、精索、睾丸等生殖器官，在患儿成年后可能会出现生育功能障碍和第二性征发育不良。对于靠近膀胱的肿瘤，膀胱的充盈程度对于确认放疗时肿瘤的位置、保证放疗精准度和避免损伤生殖器官有影响。所以定位前应根据需要排空直肠或保持膀胱充盈，也可通过特殊放疗专业器械保证膀胱充盈。放疗时，膀胱充盈程度尽量与定位时保持一致（定位前喝定量的水或者排空尿液）。如果涉及睾丸、卵巢或者尿道球部等重要生殖器保护，应提前与相关专业医生进行沟通，做好保护措施后再行放疗。

儿童放疗的伤害大吗？

由于各地医疗水平和医疗资源不同，目前国内儿童肿瘤的诊治在不同的地区存在着较大区别。有些关于放疗的宣传过于强调疗效，而没有对放疗的副作用进行较为详细的解释。并且患儿家属经常通过网络和自媒体等渠道获得放疗的相关信息，缺乏专业知识辨别，因此大众对放疗多有畏惧心理。其实儿童放疗的危害与手术相当。

放疗在儿童肿瘤治疗中具有很重要的作用，在国外地位非常高，在肿瘤综合治疗中，70%~80%的患者在治疗的不同阶段都需要进行放疗，而国内仅有 30%~50%。

放疗本质上等同于手术，都属于局部治疗，手术是有创性治疗，而大部分放疗是无创性治疗，相对于手术具有不开刀、不流血、不需要麻醉等优势。放疗就是用放射线治疗肿瘤。手术只能切除肉眼可见的肿瘤，而那些"看不见"的亚临床病灶则交给放疗来解决。二者互相结合、互相补充，采取综合的治疗方法才能取得更好的临床疗效。

放疗的副作用与不同肿瘤放疗的照射体积、照射剂量等参数及照射技术相关，现代放疗技术及设备在近 20 年得到了快速的发展，随着新技术、新设备在临床的广泛使用，目前放射治疗已经进入精准放疗时代，副作用相对于传统意义上的放疗有了大幅的下降。

儿童放疗的远期影响有哪些？

儿童放疗的远期影响一般是指 5 年、10 年或更久后的影响，具体如下：

（1）最大的影响是对智力、生长发育的影响。放射治疗颅脑会影响智力发育或出现脑坏死等，可以用营养神经的药物最大限度地保护神经组织和细胞。

（2）在治疗过程中，尤其治疗骨肿瘤或涉及的骨组织照射的过程中，要注意保护长骨的干骺端，避免照射干骺端区域，否则会造成骨生长发育不良。脊柱放疗应均匀照射，避免出现侧弯、畸形等。

骨肿瘤的照射需要由有经验的放疗科医生完成。

（3）内分泌功能下降的问题，需要患儿在专业小儿内分泌科医生指导下监测内分泌功能，指导口服补充相应激素类药物。

（4）其他的远期影响还包括：白内障、下颌骨坏死、乳腺发育不全、卵巢功能不全导致不育、关节畸形、神经组织损伤、放射性脊髓炎等。一旦出现相关不良反应，应及时于相关专业科室就诊，积极治疗。

儿童放疗后遗症为什么数年以后才出现？

很多就诊的儿童患者还处在生长发育阶段，经过5~10年甚至更久的时间，放疗的副作用才会逐渐体现出来。所以在放疗过程中要充分评估患儿的预后及远期不良反应，对于不同预后的患儿人群采取相应适合的放疗技术及照射剂量等，减少远期并发症。

放疗后皮肤黑能恢复吗？

外照射放疗是一种无创的局部治疗，外照射放疗时射线需要通过皮肤达到肿瘤所在部位，产生治疗作用。这就不可避免射线在穿透皮肤时对正常的皮肤细胞产生杀伤作用，导致皮肤损伤。就像人们有时做日光浴，紫外线长期照射也会导致皮肤变红、变黑。

不同的人群对射线耐受度不同，相对来说，儿童较成人有更好的放疗耐受度。不同的个体差异、照射剂量等因素也导致在放疗过程中会出现不同级别的皮肤损伤，如皮肤发红发黑、肿胀、瘙痒、弹性减退、干性脱皮、湿性脱皮，严重者还会出现皮肤破溃、溃疡等。轻度的皮肤损伤可自行恢复，一般放疗后 1~3 个月逐渐恢复至正常。比较严重的皮肤损伤需要临床治疗，严重的皮肤溃疡可外用生长因子擦剂、抗生素软膏，定期皮肤换药等。放疗时也可以应用一些射线保护擦剂减轻皮肤损伤。

" 儿童放疗后饮食方面需要注意什么？"

　　放疗后最好间隔 2 小时以上再进食，避免容易引起恶心、呕吐的食物，但不能一概而论，要根据具体的放疗部位、放疗剂量、放疗时间来确定进食时间。

　　放疗后最好给予清淡、油腻的食物，适当增加液体摄入。个别情况下患儿胃口非常差，提倡所有菜肴尽可能高蛋白、高维生素，菜的味道以刺激味蕾增进食欲为佳，但不建议选用油炸、过硬、生冷及刺激性食物，食物要柔软、细碎、煮烂，烹调最好用炖和蒸。还要适当加餐，摄入新鲜蔬果，适当增加液体摄入。鼓励患儿进食，进食减少、营养不足，血象会严重下降。若患者食欲、下降明显，或后期出现放射性胃肠炎，建议寻求专业营养（医）师帮助，适当补充口服肠内营养制剂，必要时管饲喂养。

自体干细胞移植

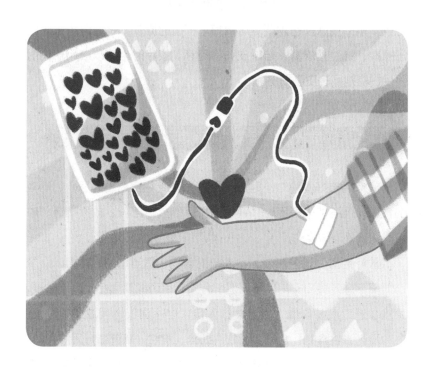

什么是自体干细胞移植？

自体干细胞移植指的是采集自身的干细胞回输到体内 / 局部使用以达到治疗疾病的目的，根据干细胞的种类可分为自体脐血移植、自体骨髓干细胞移植、自体外周血干细胞移植。

自体干细胞移植与异体干细胞移植有什么区别？

两者的区别是，自体干细胞移植指的是干细胞来源于患者自己，异体干细胞移植指的是干细胞来源于非本人。因为自体干细胞移植患者本人就是供者，无须寻觅供者，而且不会发生移植物排斥和移植物抗宿主病，移植并发症少，移植风险更低。而异体造血干细胞移植的供者不易获得，同时具有花费高、排异反应大等缺点。

哪些肿瘤类型的患儿需要做自体干细胞移植？

可能需要自体干细胞移植治疗的肿瘤性疾病包括：复发 / 难治性恶性淋巴瘤、高危神经母细胞瘤、高危髓母细胞瘤、多发性骨髓瘤、其他复发 / 难治性实体肿瘤，如原始神经外胚叶肿瘤、恶行生殖细胞瘤、视网膜母细胞瘤、横纹肌肉瘤等。

自体干细胞移植怎么做？

对肿瘤患者而言，自体干细胞移植的流程是：

（1）根据具体肿瘤疾病的治疗方案，确保患者进行化疗（放疗 / 手术）后达到疾病基本缓解的状态。

（2）采集自身的干细胞——抽出患者的外周血 / 自体骨髓 / 动员后的自体外周血干细胞，检测细胞数量，确认是否够用。

（3）移植前预处理。

（4）自体干细胞回输入血。

（5）干细胞植入与造血恢复。

（6）处理移植后的并发症。

什么是移植前预处理？

移植前预处理指的是输注干细胞前，以大剂量、高强度的化疗药物或联合放疗进行处理的一个阶段，主要目的是杀灭全身残留的肿瘤细胞。

孩子移植入仓前，需要做好哪些准备？

移植入仓前需做的准备取决于移植仓的构造和所在医疗单位的陪护管理制度。移植前准备一些能够在仓里使用的日用品，所在医疗单位都会有一个移植前物品准备告知，按照告知准备就可以了。

（1）可以有一名家属跟随孩子入仓陪床。孩子的一切生活需求都需要在陪床家长和护士的协助下进行。在这期间，其他家人无法入仓探视，一切沟通都需要通过手机等渠道进行。

（2）孩子及陪床家长的所有用品都需要交给护士，经过消毒后放入移植仓。不能私自带入移植仓，也不能带毛绒玩具。

（3）为了方便造血干细胞移植，也为了避免移植后感染，孩子入仓前须把头发剃光，陪床家长也需要剪短发。

（4）入仓前一晚，孩子和家长都需要清洁洗澡、理发（孩子需要去掉全身毛发，包括头发、腋毛、阴毛）、剪短指甲，并换上干净的内衣。

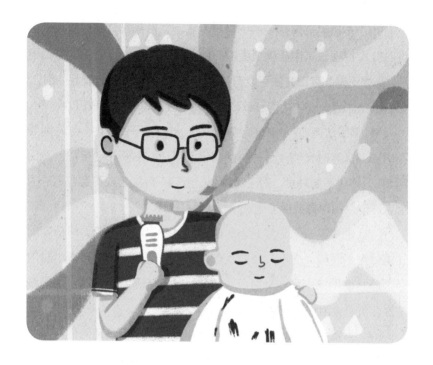

（5）给孩子备好耐高温消毒的餐具（饭盒、筷子、勺子等），且饭盒等容器需要密封良好，以免外界细菌进入饭菜。

自体干细胞移植有什么副作用吗？如何应对？

自体干细胞移植的干细胞源于患者本人，基本不会发生移植物排斥和移植物抗宿主病，移植并发症相对较少。所以以自体干细胞移植的副作用更多地取决于移植前预处理的药物。最常见的副作用如下：

（1）胃肠道症状——如恶心、呕吐、腹泻等，应加强止呕、护胃、止泻，纠正水电解质紊乱，适当给予静脉补充营养。

（2）皮肤黏膜糜烂——如口腔黏膜炎、肛周潮红等，应加强口腔、肛周护理。其中正确全面的口腔黏膜评估、选择合适的漱口溶液、掌握正确的漱口方法可以有效预防口腔黏膜炎。每日晨起、餐前、餐后、午休后、晚休前均应漱口，患儿呕吐后也应立即漱口。

● 鼓漱法漱口：每次含 10~30 mL 漱口水于口腔内，鼓动两颊及唇部，含漱时长约 4 分钟，使漱口液与口腔黏膜充分接触，漱口后 30 分钟内不要进食。对于年龄小、漱口不能配合或不会鼓漱法的宝宝建议使用棉棒或棉签清洗口腔。

（3）感染——粒细胞缺乏时应口服抗生素预防感染，移植期间注意体温、呼吸、血压、精神状态。粒细胞缺乏患儿发热 1 小时内必须静脉使用抗生素。及时、强力、足量的抗感染药物的使用是移植患儿抗感染治疗的关键！

（4）肝窦阻塞综合征——移植后若出现血小板迅速降低、腹围明显增大（腹水、肝大）、体重明显增加、右上腹痛、肝酶异常、黄疸等症状，需警惕肝窦阻塞综合征，要找移植专科医生检查，一般需要住院治疗。

（5）出血性膀胱炎——移植期间若出现血尿、膀胱刺激症状（尿频、尿急、尿痛）等，需警惕出血性膀胱炎，要找移植专科医生检查，一般需要住院治疗。

（6）心脏毒性——移植期间密切留意心率和呼吸的变化及发绀、尿量明显减少等情况，需及时告知医生异常情况。

（7）生殖毒性——建议青春期患儿移植前冻存精子、卵子。

干细胞移植前（入仓前），
孩子的饮食有什么要注意的吗？

由于移植期间身体对营养需求很大，因此在移植前的 1~2 周，需要加强营养。这个时期需要根据孩子的口味，选择他（她）喜爱的健康食物，鼓励孩子多进食。尽量提供高蛋白、高热量、高维生素的食物，如各种肉类、水产、蛋、奶、新鲜的水果蔬菜等。食材需要保证干净新鲜，不要食用过期或变质的食物，以免造成感染。

建议家长要求营养科会诊，请专业临床营养师对孩子的营养状况做一个评估，在孩子入仓前，尽可能地让孩子有一个更好的营养状况，这对移植的治疗和康复都十分重要。对于本身存在营养不良或存在营养不良风险的个体，推荐提前预置肠内喂养管，以保证移植后的营养通路。

干细胞移植前（入仓后），
孩子的饮食要注意些什么？

（1）家长给孩子做饭前，需要用肥皂或洗手液清洗双手，并保持菜板的清洁。

（2）给孩子选择新鲜的食材，尤其是荤菜，一定要选用新鲜且质量有保证的。水产海鲜等最好选购活鱼、活虾。水果只要保证卫生是可以吃的，水果去皮或者加热都可以。

（3）不要给孩子吃任何生的、半生不熟的、腌制的、发酵的，或者食品安全无法保障的东西。非全熟的食品（如溏心蛋、白斩鸡、非全熟的牛排等）都不要吃。奶类一定要选择巴氏杀菌的乳制品，不要喝农场里现挤的奶。

（4）不要给孩子吃任何坚硬的食物。如果食物中有鱼肉，需要提前将鱼刺剔除干净，以免划伤黏膜。坚果等需要打碎或磨碎后食用。

（5）孩子的食物在做好后，需要连同餐具放入高压锅，用高压锅压 15 分钟以上，然后不放气直接送过去。因此，所烹饪的菜肴最好是高压后还能保持一定风味的，以促进孩子的食欲。需要避免刺激性或者油腻的食物。

（6）孩子的餐具需要耐高温高压，每次用完后须清洗干净，并用开水消毒。

（7）如果孩子出现恶心症状，那么尽量给孩子提供清淡少油的饮食，少食多餐。

（8）如果孩子出现腹泻，那么饮食需要无油、低不可溶性膳食纤维，以免加重腹泻。可以食用不可溶性膳食纤维含量低但可溶性膳食纤维含量高的食物，因为可溶性膳食纤维可以改善腹泻。可溶性膳食纤维主要存在于果肉、去壳的豆制品、去皮的瓜果蔬菜、坚果燕麦等中。可溶性膳食纤维容易被大肠内的发酵细菌消化，能够改善大便稠度。而不可溶性膳食纤维主要存在于水果皮、豆渣以及根茎类蔬菜中，不能被人体消化吸收，刺激消化液产生，促进肠道蠕动，有通便作用，适合便秘者。

（9）如果孩子出现溃疡，那么可以提供清淡的流食或半流食。

干细胞移植以后饮食要注意什么？

在饮食方面，如果孩子能吃就给他（她）吃，尽量提供更多的有营养的物质，尤其是富含优质蛋白质的食物，比如肉、蛋、奶、禽。如果孩子不怎么吃东西，可以把不同的食物放到搅拌机里做成流质，并结合营养师的意见合理选择其他的营养补充剂（比如蛋白粉、钙镁片、可溶性膳食纤维等）。

移植以后，孩子身体免疫力下降，从食品安全的角度考虑，有些食物需要忌口。在免疫力低下的情况下，不洁的以及有食品安全风险的食物可能会带来严重的感染。一般在移植后的 3~6 个月，推荐忌口的食物及注意事项有：

（1）没有烹饪全熟的食物：比如非全熟的牛排、白切鸡、溏心蛋等。入口的食品务必加工成全熟（蛋黄成固体，肉全熟）。

（2）不洁的食物或利于细菌生长的食物：路边小摊卖的食物；熟食卤味、腌肉/鱼、火腿、干巴、香肠、腊肉、烟熏肉；未经过巴氏杀菌的乳制品（牛奶、酸奶、乳酪）、果蔬汁；过期食品。

（3）做饭的时候生熟分开切，避免交叉感染。尽量现做现吃，病房内建议放置时间不超过 2 小时。

（4）含有活菌的酸奶、益生菌的摄入应结合临床医生和营养师的意见谨慎选择。

干细胞移植后，一定要给孩子吃蛋白粉吗？

干细胞移植后，并不一定要给孩子吃蛋白粉。接受移植的孩子对蛋白质的需求量较大，可能达到孩子平时摄入量的 2 倍（具体需要的摄入量需要咨询营养科医生），因此保证优质蛋白质的摄入非常重要。但如果孩子能够吃正常食物里的蛋白质，如鱼和肉，那就没有必要加蛋白粉。如果要用搅拌机给孩子做流质食物，可以加入坚果打碎，也是很好的蛋白质来源。

如果孩子对这些食物都吃得不多，可以考虑加蛋白粉，一般推荐乳清蛋白，生物利用率高，也容易吸收。但蛋白粉并不是多多益善，过量的蛋白质会增加肾的负担。有条件的可以看营养门诊，或者住院期间请营养科会诊，针对孩子的具体情况，如诊断、治疗、年龄、体重、营养状况等，给出蛋白质的推荐量。

前沿疗法

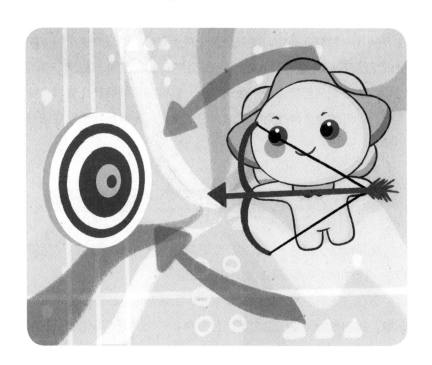

什么是靶向治疗？

靶向治疗是指药物作用于癌细胞上的特定分子，能够选择性、特异性地发挥治疗作用，阻止癌细胞增长，而不太干扰正常细胞功能。靶向药物并不是没有副作用，但由于特异性好，副作用通常少于化疗药物。

靶向治疗有哪些局限性？

（1）一种靶向药物可能只对某个靶点有效，对没有这个靶点的癌细胞没有效果。这导致适合特定靶向治疗的患者范围一般比较有限。

（2）在靶向药物治疗一段时间后，癌细胞可能会产生变异，从而耐药。这时需要寻找新的药物，包括化疗，来重新实现对癌细胞的抑制。

什么是免疫疗法？

免疫疗法，相对于传统化疗或靶向治疗有一个本质区别："免疫疗法"针对的是免疫细胞，而不是癌细胞。

以往，无论手术、化疗还是放疗，目标都是直接去除或杀死癌细胞。医学界慢慢发现这个策略至少有 3 个大问题：①化疗、放疗都是"杀敌一千，自损八百"的方式，在杀死癌细胞的同时都极大地伤害患者身体，包括大大降低免疫抵抗力；②每个患者的癌细胞都不一样，所以绝大多数抗癌药，尤其是新一代的靶向药物，都只对很小一部分患者有效；③癌细胞进化很快，所以很容易出现抗药性，导致癌症复发率很高。

"免疫疗法"的靶点是正常免疫细胞，目标是激活人体自身的免疫系统来治疗癌症。因此相对上面 3 点传统治疗中的缺陷，"免疫疗法"在理论上有巨大优势：①它不损伤反而增强免疫系统；②免疫系统被激活后理论上可以治疗多种癌症，因此对更多患者会有效；③免疫系统的强大可以抑制癌细胞进化出抗药性，降低癌症复发率。

有了靶向药物和免疫治疗还需要做化疗吗？

需要。

儿童肿瘤对化疗甚至放疗都非常敏感，而且儿童肿瘤的化疗效果远远好于成人肿瘤。因此，虽然出现了一些新的治疗手段，包括靶向药物和细胞疗法（如 CAR-T），传统的手术、化疗和放疗仍然是治疗儿童肿瘤最主要的手段。

儿童肿瘤有哪些成功应用的靶向药物和免疫治疗？

儿童肿瘤方面还是有几个比较成功的靶向和免疫治疗药物的。比如，针对神经母细胞瘤的 GD2 抗体，国际上有两款 GD2 抗体药物（Ch14.18 和 3F8），此前在海南博鳌乐城国际医疗旅游先行区通过一些特殊政策的支持，已经开展了一些实际应用。其中一款达妥昔单抗 β 已于 2021 年在国内正式获批，预计上市后的价格相比国外会有大幅降低。

除了 GD2 之外，目前临床上一些针对血管形成类的靶向药物相对比较成功，比如安罗替尼、阿帕替尼等，在肝母细胞瘤、软组织肉瘤治疗上都取得了一定疗效，肿瘤进展得到了控制，而且这些药物目前实现国产以后，治疗费用也有大幅下降。这些药物的作用机制是抑制肿瘤血管的形成，对肿瘤的抑制作用是很明显的，但是还达不到根治肿瘤的作用，因此还需要结合其他的治疗方法，多管齐下。

针对 NTRK 的靶向药物目前也正在临床试验中。比如软组织肉瘤中有一类婴儿型纤维肉瘤，国内外开展的临床试验中应用 *NTRK* 靶向药疗效均非常显著，并且毒副作用可耐受，相比化疗等传统疗法的不良反应更轻微。

另外，还有针对 *ALK* 基因的靶向药物，在一些特殊类型的肿瘤中，也取得了很好的疗效，例如儿童难治易复发的间变大细胞淋巴瘤和难治性的炎性肌纤维母细胞瘤。

PD-1 抑制剂和 CAR-T 细胞治疗等免疫疗法也在儿童的白血病、淋巴瘤等疾病中进行了临床研究，有的取得了很好的疗效，也是今后儿童肿瘤免疫治疗发展的重要方向。

以上就是目前国内在最前沿的靶向和免疫治疗药物方面的进展情况，大多数还处于临床研究阶段，因为靶向药物也会存在副作用，相关应用在儿童肿瘤中目前还没有获得临床适应证的审批，还需要一个摸索、优化的过程。希望患儿家庭理解和相信医生，共同努力为肿瘤患儿创造一个更光明的未来。

靶向药物和生物治疗，越前沿的效果就越好吗？

对于靶向药物和生物治疗，并不是刚刚研发出来的越前沿效果就越好。目前，大多数靶向药物和生物治疗是针对成人癌症开发的。因为儿童肿瘤的发病机制和成人肿瘤不一样，成人肿瘤很多是在后天生活中发生基因突变造成的，成人会患肝癌、肺癌、乳腺癌、前列腺癌、膀胱癌等，而在儿童中比较多见的除了白血病，更多的是各种母细胞瘤，比如髓母细胞瘤、神经母细胞瘤、肝母细胞瘤、肾母细胞瘤等胚胎源性肿瘤。儿童肿瘤无论是后天的基因突变还是胚系遗传的比例都是非常低的。因此，儿童肿瘤的治疗反应和用药都和成人不一样，大部分儿童肿瘤对常规的治疗（手术、放化疗）反应都还不错，配合医生进行规范的治疗和随访，大多数肿瘤患儿最后都能康复。当然对于少数特殊类型或者常规治疗后复发的、难治性儿童肿瘤，尝试一些新的靶向治疗还是非常有必要的，但一定要去有资质的医院或研究机构接受治疗。

什么是基因和基因检测？

我们知道，承载人类遗传信息的物质是 DNA，基因则是 DNA 片段上为制造蛋白质提供遗传信息的序列。它携带着遗传信息，能够控制生物表现出的性状特征。

基因检测，广义上说，指的是所有涉及遗传物质的分析和检测，包括遗传性和非遗传性的肿瘤细胞基因检测、染色体的重大变化，同时还包括对人类疾病中致病生物体的 DNA 分析。

而从更实用的角度来说，基因检测可以说是通过对遗传信息的分析，来检测或排除可能与疾病有关的因素。

儿童肿瘤需要做基因检测吗？
该做哪些？有什么意义？

基因检测并不便宜，那么在儿童肿瘤诊治过程中到底有没有必要做？要回答这个问题，我们需要了解现代医学发展的三个阶段。

第一个阶段是经验医学，如中医的师徒传承，依靠经验和推论来逐渐累积对疾病的治疗。但并非所有经验都靠谱，因为有些经验存在个人的主观性。

第二个阶段发展到了循证医学，经验到底有没有效要进行客观评价，将证据进行 ABCD 排级，A 类证据最可靠，D 类证据可信度差些，这就是依照证据等级来评价的循证医学。

第三个阶段叫精准医学，正是由于精准医学时代的到来，我们可以进行基因检测，其目的就是希望确定每个人发病的原因以及每个人的肿瘤中发生了哪些基因变化，继而进行个体化治疗。近些年接受精准治疗的明星是一位叫艾米莉（Emily）的小朋友，她在 2010年时白血病复发，所有化疗均不耐受，在山穷水尽的时候 CAR-T 技术发明，她成为全球第一个应用 CAR-T 技术治疗的人，而且也获得

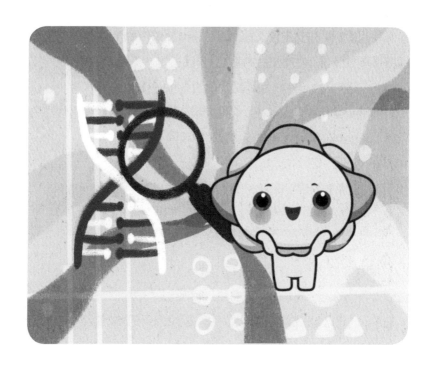

了成功，至今仍健康存活。近些年上市的拉罗替尼就是一款针对有 NTRK 突变的实体肿瘤的广谱靶向治疗药物，这里面也包括儿童肿瘤，儿童婴儿期纤维肉瘤中 90% 以上有 NTRK 基因突变。应用拉罗替尼可以治疗无法手术的晚期婴儿期纤维肉瘤，使肿瘤缩小从而获得手术的机会。

要进行精准治疗就必须要经过基因检测，但比较遗憾的是，现在真正针对儿童肿瘤的发生机制和靶向药物的基因检测并不成熟，所以我们应该有选择性地去做基因检测。第一，和诊断相关的，比如伯基特淋巴瘤的 C-myc 基因、尤文肉瘤的 EWS 基因等。第二，与预后判断和危险度分组相关的，比如在神经母细胞瘤的检测中常规开展的 MYCN 基因扩增情况，1p 缺失、11q 缺失、杂合性缺失（LOH）检测等遗传学检测。

另外，当孩子本身有遗传代谢病，则发生基因突变的概率很高，或者具有其他先天性缺陷或发育畸形，这时做基因检测的阳性率是比较高的，医生也会推荐去做，因为后期对家长是否要二胎有很重要的参考意义。

> **如果一个癌症患儿携带了突变基因，其父母或兄弟姐妹的患癌风险会升高吗？**

首先需要判断检测到的基因突变是哪种类型。胚系突变可以通过检测正常细胞得出，最常用的标本是外周血；体系突变则需要检测肿瘤组织得出。

如果突变是遗传性的（即胚系突变），那么家族中直系亲属就有更高的风险，建议进行遗传咨询。如果是获得性的（即体系突变），且没有发现其他胚系突变，那么就可以放心，这种基因突变不是遗传导致的，也不具有遗传性。

如果患儿只检测了体系突变，那是不是需要加做一个胚系突变的检测来预测家人患癌的风险呢？以下是基因检测决策参考图。

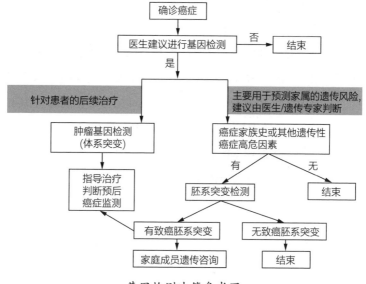

基因检测决策参考图

（仅供参考，不同癌种可能情况不同，需不需要做基因检测，以及涉及的基因检测的具体项目都需要根据医生建议确定）

遗传性致癌突变存在的可能，确实会让人产生担忧。不过一般来说，遗传性致癌突变比较罕见，真正需要进行胚系突变检测的家庭（包括患儿本身）也不是太多。

由于不同类型肿瘤与遗传的相关性、检测的指导意义差异很大，且基因对遗传性癌症的影响纷繁复杂，因此建议患儿家长与癌症医生或遗传专家沟通，具体情况具体分析，结合家族史判断患儿是否有遗传性癌症的可能，再讨论是否有进行胚系突变检测的必要。

如果检测结果显示存在胚系致癌突变，那就需要进行遗传咨询，在可能的范围内进行防范和筛查；如果有再生一个孩子的打算，要与医生一起权衡是否需要进行体外受精和植入前的突变检测；如果已经怀孕，也需要咨询医生，权衡是否需要产前诊断。

临床试验是什么？

临床试验是一种由医生主导进行、通过招募患者共同参与的临床医学研究，旨在研究新的治疗手段，并且评估该治疗方式能否提高或改善疾病治疗现状以及患者的生存质量。

临床试验，可以理解为新的治疗研究的最后一步。在临床试验之前，科学家们已经进行了长期、大量的基础研究工作，从肿瘤细胞到动物水平，经过一系列研究验证新疗法的作用以及潜在的毒副作用，最终将经过严格筛选并验证最可能有效的新疗法推进到在患者身上进行的临床试验。今天的许多标准治疗都是过去临床试验的结果。

临床试验的开展遵循"样本量最小、标本最少、痛苦最小"的原则，只有对患儿的利益大于风险时才能开展。

例如，目前应用于霍奇金淋巴瘤的PD-1抗体，就是前期证实了药物的安全性或者具有其他安全性数据的证据后，经过了严格的伦理审批和临床试验，才能最终获批准用于临床治疗。

为什么要参加临床试验？

儿童肿瘤与成人肿瘤相比，发病人数少，肿瘤类型又多种多样，分散到单个医疗中心的单病种人数更加少之又少。因此，针对复杂的儿童肿瘤，什么治疗方法最佳？以前可能是根据单个中心的少数患者治疗经验或者文献中的病案报告确定方案，但这样的治疗模式不具备全面性和客观性。

因此，面对众多亟待解决的儿童肿瘤相关的临床问题，我们需要开展各种临床研究，通过汇集不同地域的具有相同疾病条件的患者，对他们采取一致的诊治手段，经过一定时期的观察，得出比较客观、严谨的结论，旨在提高患者的治疗疗效或改善其生活质量。

比如素有"儿童癌王"之称的高危神经母细胞瘤应用 GD2 单抗治疗，就是在欧美各国科学家们共同开展的临床试验验证有效后，才用于临床治疗。

参加临床试验安全吗？

从儿童人群的特殊性考虑，儿童参加临床试验有比成人更高的准入标准。通常新的治疗方法多数在成人群体中验证安全和有效后，才能进入儿童群体。

儿童肿瘤的临床试验有的是为提高复发、难治肿瘤的治愈率，有的是为可治愈的肿瘤患者降低治疗强度、改善生活质量而设计。一切临床试验的宗旨和初衷是为了给孩子更多的治疗选择。所以在监测评估后，如果患儿出现了不可接受的毒副作用或者肿瘤进展，临床试验会及时中止。

医生会提前与患儿家长沟通，明确其知道自己的孩子参加临床试验并了解其风险和获益。临床试验实施过程中，有些研究药物免费，而且患儿各项相关指标可以得到密切、动态的监测，如出现相应的并发症，会有相应的应对措施。另外有些检查和治疗项目也可以免费。

但是，临床试验毕竟是探索未知的问题，因此可能存在未知的风险，这也是需要权衡的问题。可以放心的一点是，参与临床试验的孩子可以自行选择退出。临床试验中记录患儿的病历、检验检查报告会得到妥善保管，个人身份信息、隐私会被严格保密。

更多儿童肿瘤临床试验信息可以关注"向日葵儿童"微信小程序。

舒缓治疗

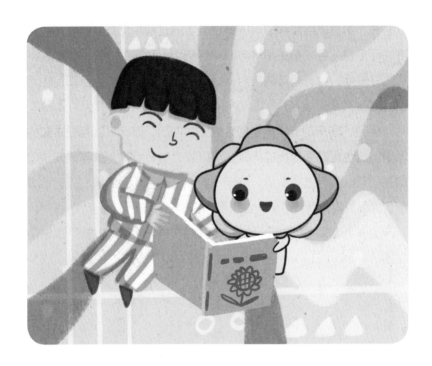

肿瘤患儿什么时候需要舒缓治疗？

　　舒缓治疗是一些伴随着肿瘤治疗进行的辅助方法，这些方法可以帮助患儿和家庭在肿瘤治疗过程中提高生活质量、减少痛苦，同时也帮助解决家庭在心理和情感上遇到的困难。舒缓治疗的目的是尽量减轻肿瘤治疗过程中患儿和家庭的痛苦。因此，舒缓治疗可以在孩子患病的任何时间开始，无论疾病程度、痊愈与否、可治疗与否，舒缓治疗都能让孩子获益。

舒缓治疗意味着放弃治疗吗?

并非如此。舒缓治疗完全可以和肿瘤治疗并行，帮助患儿和家庭在肿瘤治疗过程中提高生活质量、减少痛苦，同时为整个家庭提供情感支持。无论孩子接受哪种治疗方案，都可以同时从舒缓治疗中获益。

孩子接受治疗时，哪些原因可能会引起疼痛?

孩子接受各种治疗时，引起疼痛的常见原因可分为三类：

（1）治疗尚未起效时，原发疾病导致的疼痛，如骨痛。

（2）治疗产生的副作用或并发症所导致的疼痛，如使用抗肿瘤药物治疗时，会出现口腔内溃疡痛、肛门周围的脓肿痛；药物出现损害胃肠的副作用，会出现胃痛；一些激素类药物会引起缺钙性骨痛；药物从静脉输入的时候可能引起静脉炎，出现疼痛。

（3）有创操作导致的疼痛，如手术治疗引起的伤口疼痛，以及骨髓穿刺检查、腰椎穿刺检查、打针、抽血、放置引流管等，都会引起疼痛。

疼痛对孩子的影响大吗?

疼痛，特别是慢性疼痛，由于持续时间比较长，会对孩子造成很大的影响，使孩子的生活质量下降，这些影响包括：无法正常行动，食欲下降，睡眠质量变差，情绪异常及人际关系质量下降等。当以上这些情况出现时，家长们应多体谅孩子，给予他们更多的关爱，不要对他们发脾气或责骂，因为孩子的疼痛感受是真实的，需要家长们的帮助。

疼痛可能给孩子带来哪些影响？

疼痛会对孩子造成很大的影响，这些影响包括：

（1）日常生活：许多孩子由于疼痛而无法进行正常的行走、日常起居等活动。

（2）食欲：全身疼痛引起的不舒服感会使孩子的食欲下降，没有胃口；一些并发症（如胃疼、口腔溃疡等）也会直接影响孩子进食。

（3）睡眠：由于疼痛夜里睡不好觉，这会极大地削弱孩子对抗疾病所需的体力。

（4）情绪：科学研究证明，疼痛会引起情绪的改变，最常见的情绪反应是抑郁和愤怒，孩子或沉默寡言、郁郁不欢，或脾气不好、容易发怒；这些不良的情绪反过来会进一步加重身体的不舒服感，形成恶性循环。

（5）人际关系：因为疼痛减少人际交流或对父母生气，造成家庭关系紧张和人际关系质量下降。

肿瘤治疗中的疼痛，孩子应该忍吗？

研究证明，慢性疼痛会在孩子的大脑中留下深刻记忆，产生记忆效应；也就是说，疼痛持续的时间越长，要消除疼痛就越困难。因此，家长需要尽早了解孩子们的疼痛，并及时联系医护人员提供医疗与护理，减少孩子们的不舒适。另外，当孩子成功克服疼痛后会对自己更有信心，增加他们对疼痛的忍耐力。所以，孩子出现疼痛现象时，家长一方面应当了解疼痛的具体情况，另一方面应积极帮助孩子寻找缓解疼痛的方法。

孩子疼痛时，家长需要让医护人员了解什么？

当孩子发生疼痛时，家长需要帮助医护人员了解：

（1）孩子疼痛的位置：让孩子指出疼痛的确切部位。

（2）孩子疼痛的时间规律：比如是持续的还是阵发的疼痛，发作的频率如何，总共疼了多久等。

（3）是什么样的疼痛：比如是锐痛还是钝痛，是像放电一样的疼痛还是有些麻麻的疼痛等。

（4）疼痛的程度：让孩子描述疼痛。对疼痛程度的评估，既可以参考孩子的主诉和父母的观察，也可以借助一些专业的工具来帮助判断，以便医护人员更了解患儿的疼痛程度。

（5）可能减轻或加重的因素：比如转移注意力是否有助于减轻疼痛，是否曾经使用药物治疗，效果如何等。

如果孩子太小或无法交谈，
如何知道他（她）是否在经受疼痛？

家长可以通过观察孩子肢体和面部表情，来判断孩子是否身处疼痛之中。比较常见的疼痛表现有：哭闹、抽搐、畏缩、咬紧牙关、

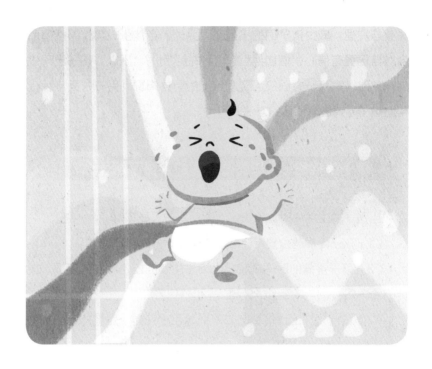

身体僵硬或紧皱前额。有时，孩子可能偶尔发出呻吟，但这有可能是因为呼吸变化而无意识发出的，不一定是由于疼痛。

有哪些办法可以帮助孩子减轻疼痛？

如果孩子有持续疼痛，应及时就医，医生将根据不同疼痛评分使用不同级别的药物。除了药物治疗外，家长也可以采用辅助治疗方法帮助孩子控制疼痛：

（1）抚摸疼痛的部位。

（2）可以通过热敷或者冷敷的方式减少局部疼痛；如果是外伤引起的疼痛，一般在 72 小时后才建议热敷。

（3）在医护人员的指导下，将外用药物敷在身上疼痛的部位。

（4）倾听孩子对疼痛的感受，对其表示理解，缓解孩子的压力。

（5）给孩子讲一些小朋友战胜困难的故事，鼓励孩子，帮助他们建立战胜疼痛的信心。

（6）采取一些措施转移孩子的注意力，比如有趣的游戏、阅读、音乐、轻松的电影等，让孩子做一些平时喜欢的事情，这样可以使他们暂时忘记疼痛。

（7）教孩子学习一些放松的技巧，如深吸气屏住，然后慢慢地深呼气，并伴随全身肌肉的放松，定时练习。

以上这些技巧都可以帮助孩子减轻疼痛，可以根据孩子的喜好和特点选择尝试。最后还可以通过药物的方法缓解疼痛，这通常需要医护人员的处方和指导。家长们对医护人员缓解孩子疼痛的能力要有信心。

> 有些人认为"只有疾病晚期的孩子才能使用强效的止痛药物（如强阿片类药物）"，这种观点正确吗？

这种观点不正确。世界卫生组织（World Health Organization，WHO）认为"几乎所有的癌症患儿都经历过癌痛"。癌痛不仅指癌症晚期因肿瘤侵犯身体所导致的疼痛，它还包含了疾病在发生、发展和治疗过程中所面临的所有疼痛。同样疼痛治疗也不仅适用于晚期患者，而应该是从孩子疾病开始时就能够得到的治疗。因此，孩子只要感受到疼痛，我们就应该积极应对，采取最好的方法，帮助孩子控制疼痛。

什么样的疼痛可以使用阿片类药物来进行控制？

WHO 明确指出，任何疼痛患者，只要疼痛程度达到"中重度"，都应当使用适当的阿片类药物来控制疼痛，以达到"有效清除疼痛，最大程度地减少药物的不良反应，把疼痛及治疗带来的心理负担降到最低，全面提高患者生活质量"的止痛目标。

使用吗啡这样的阿片类药物会像鸦片一样，使孩子成瘾吗？

全球阿片类药物镇痛研究调查报告提示：只要规范用药，就不必担心阿片类药物成瘾问题。孩子会因为药物耐受（指随着用药时间的延长，镇痛效果会慢慢减弱），而需要增加药物剂量，这是正常的现象，不是成瘾。长期使用阿片类药物突然停药，部分孩子会有一些不适的身体症状，比如恶心、倦怠，这样的症状可以通过药物逐渐减停的方式来避免，也不属于成瘾。

古话常说"是药三分毒"，使用镇痛药物会让孩子变笨吗？

有镇痛作用的阿片类药物在服用的开始阶段，少数孩子可能会出现特别爱睡觉、恶心、呕吐、出现幻觉等副作用。但研究证实，除便秘外，阿片类药物的所有副作用都可在服药后 1 周左右消失，目前没有证据证实"阿片类药物会使人变笨"。

阿片类药物会造成患儿的呼吸抑制吗？

除便秘外，阿片类药物的另一个副作用是呼吸抑制（服药后孩子的呼吸功能减弱），但只要在医生的指导下，循序渐进地慢慢增加药物剂量，并且密切观察，呼吸抑制是完全可以被避免的。

在镇痛治疗过程中，孩子和家长应该注意什么？

在镇痛治疗过程中，孩子和孩子的照顾者需要注意的有：

（1）按时而不是按需服药：按时服药可以维持稳定的血药浓度，更有效地控制疼痛，不要随意中止疼痛药物的服用，应在引起疼痛的疾病得到控制后再考虑减停药物。

（2）关心孩子在使用止痛剂之后的生理反应：长期服用镇痛药物时，无论是处方药还是非处方药，都一定要遵医嘱服药，并经常观察是否有副作用，定期复查肾脏功能、肝脏功能、血常规和凝血功能等。

（3）孩子长期服用阿片类药物需要同时服用促进排便的药物，如酚酞。便秘是伴随阿片类药物应用过程中最常见和最顽固的并发症，需积极治疗。

阿片类药物剂量的增加及减少都需要逐步进行。请遵循医生的建议。

营养篇

营养全面，保驾护航

为什么要在治疗期间关注孩子的饮食与营养？

好的营养状态能保障治疗的顺利进行和良好的康复。在治疗期间，体重下降 5%，就会显著增加感染率、降低生存率。所以，在治疗期间，良好的饮食营养摄入能帮助身体获取治疗期间需要的营养，预防体重下降，保障治疗按时按量进行，支持适龄的生长发育。

如何保证治疗期间营养的均衡？

无论孩子是否生病，都需要营养丰富且均衡的膳食。不但需要供给人体所需热量的宏量营养素，包括蛋白质、脂肪、碳水化合物，还需要维系人体健康的各种微量营养素，包括维生素、矿物质以及植物化学物质等。生病期间的膳食应以五谷为主，多吃各色蔬菜水果，多吃优质蛋白（如肉、蛋、奶、禽、大豆及大豆制品等），适量乳制品和坚果，并注意控制油盐和饮食卫生。

（1）首先要保证有充足的蛋白质摄入。蛋白质应以优质蛋白为主，包括畜瘦肉、禽肉类、奶类、蛋类、鱼虾类、大豆类制品等，可以根据孩子的病情选择孩子喜欢的食物。畜肉类含铁丰富，鱼虾类含脂肪较少；两者互相搭配，做到每天都有，不重样。

（2）脂肪的主要来源为植物油、动物油脂、坚果等，孩子在不同的治疗时期应在营养师的指导下给予合适的脂肪量。

（3）碳水化合物主要来源于谷物类、根茎类食物等（糖果也属于碳水化合物，但不建议患儿多吃）。

（4）要保证营养摄入均衡，食物摄入量合理，可结合我国膳食指南中的平衡膳食宝塔和平衡膳食算盘，制定各种食物合理的摄入量；5岁以下的儿童可以根据年龄参考《中国7~24月龄婴幼儿平衡膳食宝塔》（图1）和《中国学龄前儿童平衡膳食宝塔》（图2）；对于5岁以上的儿童，一般可以参照《中国儿童平衡膳食算盘》（图3）或《中国居民平衡膳食宝塔》（图4），由于儿童食量通常小于成人，具体摄入量可根据孩子的情况调整。

（5）要保证蔬菜尤其是绿叶蔬菜的摄入量。不同的季节，绿叶蔬菜的口感完全不同，建议选择当季的绿叶蔬菜及部分瓜茄类作为一天的蔬菜搭配，而且蔬菜的颜色越丰富越好。

（6）水果也能提供丰富的营养素。但应注意每天水果摄入量要适当，水果不能代替蔬菜，更不能代替主食。建议饮食摄入足够后再选择适量的水果。在血象低或移植术后，建议水果剥皮以后吃，遵循医嘱选择适合的水果。

（7）在孩子进食量有限的情况下，可优先提供优质蛋白质，在保证足够蛋白质摄入的情况下，再尽量给孩子吃五谷类、蔬菜类和水果类。

（8）推荐少食多餐。对于肿瘤治疗期间的孩子，可少量多次（每天5~6餐）提供营养丰富的食物。

（9）建议家长们制订一周的饮食计划。如每天均有一定量的蛋白质，如鱼、肉、蛋、奶、豆制品等，还有蔬菜、水果、坚果等，把需要的食物用本子记下来，可以提前准备好，以免因不知道做什么给孩子吃而感到紧张或有压力。

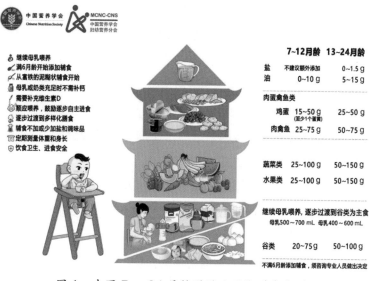

图 1　中国 7 ～ 24 月龄婴幼儿平衡膳食宝塔

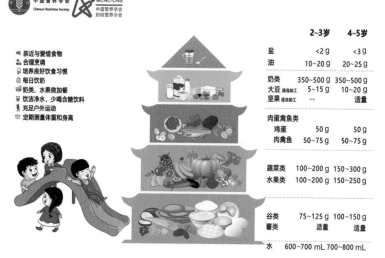

图 2　中国学龄前儿童平衡膳食宝塔

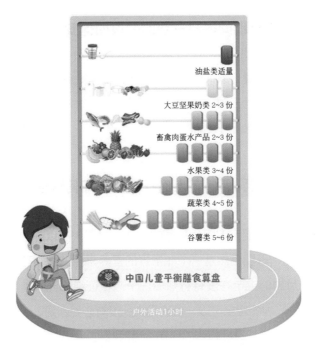

油盐类适量

大豆坚果奶类 2~3 份

畜禽肉蛋水产品 2~3 份

水果类 3~4 份

蔬菜类 4~5 份

谷薯类 5~6 份

中国儿童平衡膳食算盘

户外活动1小时

图 3　中国儿童平衡膳食算盘

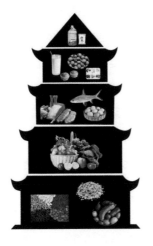

油 25~30 g
盐 6 g

奶类及奶制品 300 g
大豆类及坚果 30~50 g

畜禽肉类 50~75 g
鱼虾类 50~100 g
蛋类 25~50 g

蔬菜类 300~500 g
水果类 200~400 g

谷类薯类及杂豆 250~400 g

水 1200 mL

图 4　中国居民平衡膳食宝塔

121

治疗期间每日三餐时间该如何安排?

建议少食多餐。家长可以把一天的食物少量多次地提供给孩子,不一定非要固定的三餐。在治疗期间,孩子的食欲会受到很大的影响,只要孩子想吃就可以随时吃。

还在哺乳期的宝宝治疗期间该如何饮食?

母乳是哺乳期宝宝营养来源的首选。对于1岁以内的宝宝,即使患病期间,母乳仍然是一个非常好的营养来源。中国营养学会推荐,6个月内的宝宝在没有特殊情况下应保证纯母乳喂养。在治疗期间,1岁以内的宝宝可以一直吃母乳,没有必要断奶,除非孩子或者乳母有其他不能母乳喂养的疾病(遵医嘱)。

根据宝宝的营养状况和进食量,可以在专业临床营养师的指导下对母乳进行强化,增加单位体积母乳能提供的热量和蛋白质。如果母乳喂养的宝宝需要强化营养,要在专业营养师的指导下使用合适的强化用品,例如母乳强化剂或者是婴儿配方奶粉。在强化母乳营养时,仍然鼓励母亲亲喂母乳,因为亲喂可以帮助促进乳母乳汁分泌,也可以缓解患儿情绪,并增进母亲和宝宝的感情等。母亲可以亲喂一半母乳,另外一半泵出来对母乳进行强化以后用奶瓶或者哺乳辅助系统(supplemental nursing system, SNS)喂给宝宝喝。

如果宝宝由于临床状况而无法母乳喂养(比如乳糜胸、乳糜腹),应该在专业临床营养师的指导下选择适合的婴儿配方粉。同时建议母亲将奶泵出来,按正确的方法储存在冰箱冷冻室中,等宝宝临床状况改善后再继续使用。

　　一般情况下，推荐在宝宝满 6 月龄时添加辅食。癌症患儿需要经过营养医师的营养评估（喂养量、行为发育、体格评估）来决定辅食添加的时机和辅食添加的量。家长可以在临床医护人员的指导下，锻炼宝宝的吮吸、咀嚼、吞咽等能力。

治疗期间孩子需要摄入多少蛋白质才够？

　　这需要根据孩子的年龄、体重、治疗情况来具体分析。在治疗期间孩子的蛋白质需要量是增加的，比正常同年龄同体重孩子的摄入量增加 20%~50%（就是正常状况下蛋白质摄入量的 1.2~1.5 倍）。如果孩子接受造血干细胞移植，蛋白质的需要量会更高，可能达到正常同年龄同体重孩子摄入量的 2 倍，具体的需要量应向临床营养医师咨询。蛋白质可以从很多食物中获得，建议多吃富含优质蛋白的食物，例如肉、蛋、奶、禽、鱼虾、豆制品等。

治疗期间如何知道孩子的营养是否足够？

　　评估孩子营养是否充足一般有两种方式：

1. 关注孩子的进食量

　　家长应对孩子的日常饮食量有一个大概的了解。如果孩子的进食量达不到日常进食量，务必跟医生和临床营养师交流。同时可以请营养科会诊，对孩子的饮食进行分析，判断孩子每天吃的食物量所提供的营养是否能满足孩子生长发育和疾病康复的需要。

2. 关注孩子的体重

在治疗期间要提供足够的营养来确保孩子的正常生长。生长不意味着孩子一定要长得胖，体重应该控制在正常范围内，不能让孩子在治疗期间停止生长或生长过快。一般用世界卫生组织的生长曲线（www.who.int/childgrowth）衡量孩子生长情况是否适合。

建议家长们关注孩子的体重。如果是 1 岁以内的婴儿，在住院期间应每天测体重，回家以后可以一个月测 2~4 次体重。如果是 1 岁以上的孩子，住院期间应每周测 1~2 次体重，回家后每月测 1~2 次体重。测体重的时候，让孩子穿相同的衣服或者只穿内衣裤，在每周/每天的同一时间在相同的体重秤上测量，这样可以准确地判断孩子体重变化。如果家长发现孩子体重下降超过 5%，或者 1 岁以内的婴儿在 1 个月内体重没有增加，应及时告知医生，可以请临床营养科会诊，进行合理的营养干预治疗。

治疗期间有什么不能吃的吗？

从食品安全的角度考虑，要忌口食品安全风险高的食物。孩子在治疗期间，免疫力下降，不洁的有食品安全风险的食物可能会引起孩子严重的感染。尤其是当孩子的白细胞很低，或者中性粒细胞绝对值很低，抵抗力非常差的时候，更需要注意食物的清洁卫生。不要随意买街边摊贩或小饭馆的成品食物，容易有细菌滋生。自备食物时也要注意卫生，包括菜要洗干净，整个烹饪过程要保证卫生，并注意洗手；生熟食物用的菜板和刀具应分开。同时，应尽量给孩子吃新鲜的食物，不要给孩子吃剩菜、剩饭。不建议给孩子吃腌制

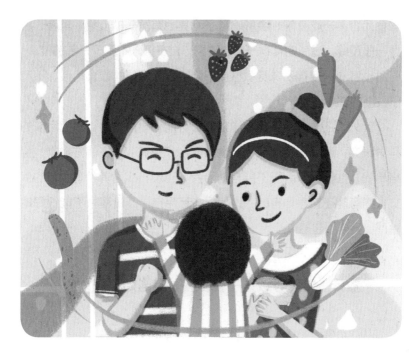

食品，如腌肉 / 鱼、火腿、干巴、香肠、腊肉、烟熏肉等；另外，食物一定要做全熟，没有全熟的牛排、溏心蛋、白切鸡、寿司、生鱼片等不应该给孩子吃，超市加工过的水果拼盘、鲜切水果因为不知道是否新鲜、加工过程是否清洁，也不建议给孩子吃。

　　不建议给孩子喝含糖饮料，如碳酸饮料、甜味果饮料等。孩子在使用激素治疗期间，如果喝含糖饮料很容易导致血糖升高过快；另外，碳酸饮料营养价值低，还有很多的气体，很容易使孩子产生腹胀而影响孩子有限的胃口。

　　同时，不推荐薯片这类的油炸食品。这些油炸食品容易引起恶心；且油炸食品含有氢化植物油，对身体健康不利。薯片这类食品的营养非常低，除了提供能量外，并不能提供其他多种营养素。这些食品容易一吃就饱，会影响孩子吃其他有营养的食物。再者，薯片一般过咸，过咸的食物一般含钠高，过多摄入不利于肾脏的健康，同时也容易导致孩子味觉敏感度下降，养成嗜咸的饮食习惯，不利于长期的健康。

此外，还要忌口没有科学依据、可能有害的偏方。根据目前的科学研究，还没有发现某一种食物能治疗肿瘤。很多偏方食物，价格昂贵，性价比低，既不能帮助治疗，也没什么营养价值；有的偏方食物可能还对身体有害，比如很多产品在生产过程中不能很好地除菌，容易引起感染等。

放疗、化疗导致孩子食欲差，应当如何应对？

从饮食营养的角度我们可以尝试下面几个小方法：

（1）少食多餐：除每日三餐外可每天多次提供食物，4~6餐甚至更多。家长可以提供一餐或者两餐正餐，其他的以零食的形式提供给孩子。可以在病房或者家里随时备有容易加工或者不需要加工就可以食用的食物，这样，只要孩子想吃东西或没有恶心呕吐感觉时就可以提供给孩子一些食物。食物尽量放在孩子方便拿到的地方，但不要放很多食物在孩子面前，以免让他们感到有太大的压力而更不想吃了。

（2）使食物的热量最大化并优先提供蛋白质：孩子食欲不好，吃的食物就少，因此，我们要尽量给孩子提供优化营养的食物。如果孩子愿意喝粥，我们可以在粥里加肉末、碎鸡蛋、牛油果泥、坚果碎、椰蓉、烤芝麻、橄榄油等高热量、富含蛋白质的健康食物；

孩子如果喜欢吃面包，可以抹上花生酱或者芝麻酱等来提高每一口吃进去的面包带来的热量和多种营养素。

（3）让食物变有趣：好看的东西往往促进食欲，家长可以将饭菜做得色彩鲜艳一些，或者做出孩子喜欢的各种形状。如果孩子的精力允许，让孩子一起准备饭菜也是提高他们对食物兴趣的好办法。

（4）不吃就喝：可以尝试营养丰富的流食。不同的食物搅拌以后配上奶或水制作成流食。如果孩子蛋白质摄入不够，可以添加高蛋白的配料（如鸡蛋、大豆类、乳制品类）来满足孩子对蛋白质的需要。同时要注意的是，制作的流食最好现做现吃，如果做多了可以加盖储存在冰箱里，但不要超过 24 小时。

此外，还可以考虑用特殊医学用途配方食品，这些食物一般是全营养，可以作为单一营养来源提供多种营养素。如果孩子食欲很差，吃不下多少正常饭菜，特殊医学用途配方食品可以有效地提供营养。另外，在孩子免疫力特别低的时候，家里自制流质食品比商业成品的特殊医学用途配方食品有更多的人为操作，带来了较高的感染风险，而这些特殊医学用途配方食品，尤其是液体配方，经过灭菌处理，可以降低感染概率，而且不开盖的时候可以常温保存，放在孩子房间里，孩子有食欲的时候就可以即开即喝。

如果孩子还是吃得很少的话，可以经鼻胃管管饲配方奶、特殊医学用途配方食品补充液体和营养。

（5）多活动：鼓励孩子在吃饭前多活动，使孩子有适当的饥饿感以增加食欲。

（6）使用增加食欲的药品：如果上述方法还是没有办法使患儿增加食欲，建议和医生讨论，选择适合的增加食欲的药品。

孩子吃什么能提高白细胞、中性粒细胞水平？

白细胞和粒细胞恢复是自身修复的过程，没有任何食物能在食用后直接升高白细胞和中性粒细胞数量。首要的是用营养均衡的饭菜给身体提供各种足够的营养物质，补充优质蛋白质，保证微量元素和膳食纤维素（主要来源于蔬果和全谷物），让身体自己恢复。

同时，白细胞低的时候，孩子的免疫力比较低，容易受到感染，需要注意食品卫生。

治疗期间是否可以服用保健品？

治疗期间，除非医生和专业营养师根据患儿的具体情况推荐，否则不建议自己服用保健品或膳食补充剂（例如维生素、矿物质、植物提取物）。患儿需要的是均衡全面的营养，保障身体有一个更好的状态来接受治疗。没有任何研究表明，任何特定的食物、维生素、矿物质，或其中的任意组合能够延缓肿瘤生长、治愈疾病或者预防复发。而且，有的保健品会和药物产生相互作用，影响药性；随意使用高剂量的膳食补充剂还可能会导致毒副作用。因此，建议"正常饮食，谨遵医嘱，专心治病"。

另外，保健品进食过多，势必会导致患儿本身对正常食物进食量下降，从另一个角度减少了必需营养素的摄入。

孩子营养不良，可不可以吃蛋白粉？

可以咨询专业临床营养师评估孩子的蛋白质需要量，以及食物中的摄入量，如果不够，可以考虑通过蛋白质粉来补充。

肿瘤治疗期间，身体对蛋白质的需要量增加，需要多吃富含蛋白质的食物，如果孩子通过普通食物就能达到需要量，就没有必要吃蛋白粉。如果食欲差，进食量低，从普通食物中摄入蛋白质不足，那么可以通过吃蛋白粉来补充蛋白质，建议在临床营养师的指导下，评估孩子的疾病状态和饮食摄入，补充适合的剂量。

孩子贫血吃什么能补血？

贫血有不同种类，是不同因素导致。肿瘤患儿容易出现缺铁性贫血，如果确诊，可以补铁。一般以食物源性的补铁方式为首选，应谨慎地或在医生指导下补充铁剂。自然界的食物中，动物血、动物肝脏、红肉含铁丰富，也是优质蛋白质的来源，可以给孩子多吃；但要注意，有些癌症患儿也容易铁过量，比如做了移植或选用某些治疗方式，铁过量也是非常不好的，所以，不要擅自给孩子补铁，应该咨询医生和专业的营养师。

还有一种常见情况是维生素 B_{12} 和叶酸缺乏导致的贫血，叶酸可以通过吃深绿色蔬菜获得，维生素 B_{12} 可以通过吃猪肝和大部分海产、动物食品获得，如果缺乏严重，可以在医生和专业营养师的指导下使用叶酸和维生素 B_{12} 的补充剂。

还有一种情况就是长期疾病导致的贫血，这在重症患者中比较常见，一方面是因为常常抽血化验，另一方面疾病本身也会导致贫血，这种贫血只能等身体康复后才会慢慢好转。

治疗中什么时候需要营养干预？
营养干预具体是做些什么？

如果孩子营养不良会不利于治疗，严重影响预后。因此，建议每一个入院的孩子都接受营养筛查，筛查孩子是否有营养不良的风险。如果有营养不良的风险，则需要专业临床营养师为孩子做具体的营养评估，判断孩子是否营养不良，存在的营养问题是什么，需要做什么营养干预。

在临床中一般评估孩子近期营养状况主要看：

（1）患儿摄入食物的总热量占需要量的比例。

（2）体重丢失情况。

（3）肌肉和脂肪的丢失程度（测量三头肌皮褶厚度和上臂肌围）。

（4）疾病和严重程度或是有无伴随影响营养摄入的相关因素（比如口腔黏膜炎、腹泻、肠梗阻、乳糜漏等）。

对于营养状况不佳，临床营养师或医生会选择恰当的营养干预。营养干预包括营养宣教、膳食调整建议、口服营养补充剂，以及肠内肠外营养支持。

肠内营养包括经口喂养，特殊医学用途配方食品或者肠内营养液以及管饲喂养（包括鼻胃管、鼻空肠管、经皮造瘘等）；肠外营养即通常所说的静脉营养／营养针（类似输液）。

营养支持可以帮助患儿改善营养状况，为治疗的顺利进行和康复保驾护航。

另外，对于移植前的孩子，为防止移植后移植物抗宿主病对消化道的影响而影响营养摄入，一般都会考虑提前放置管饲喂养管以保证后续的营养支持。

治疗以后孩子体重下降怎么办？

治疗期间，无论是疾病本身，还是治疗方法，都很可能导致患儿食欲不好、进食障碍，同时还会增加身体脂肪、肌肉组织的消耗，进而导致体重下降。如果孩子在治疗期间食欲不好，一定要与医生和营养师讨论营养干预方法，避免孩子体重下降。

如果孩子在治疗期间体重下降，可以看专门的营养门诊。通常，对于食欲不好的孩子，鼓励饮食，另外可以考虑补充全营养的特殊医学用途配方食品作为口服营养补充；对于不能进食的孩子，应积极配合医生/临床营养师，进行管饲/肠内营养支持，如无法进行肠内营养支持再考虑肠外/静脉营养支持。同时也要鼓励孩子多活动，因为运动有助于保存肌肉组织，还可以增加食欲。

听说肿瘤细胞需要糖，所以糖类都要少吃吗？

添加糖建议少吃，但也不用视糖如毒。

我们通俗所说的糖其实就是碳水化合物，是人体中提供能量最多的营养素。糖是肿瘤最好的培养基，肿瘤细胞确实需要糖，不仅肿瘤细胞需要，身体所有细胞都需要糖。我们吃进去的食物都会变成葡萄糖，供体内各种细胞使用。糖类是所有细胞都需要的，只是肿瘤细胞需要的量更多一些。

在日常饮食中，建议限制的是添加糖，也就是甜饮料、甜食、果酱、糖果、泡泡糖、蜂蜜、口香糖（无糖口香糖除外）等。但也不用视糖如毒，过生日吃点蛋糕没问题，烹调食物添加的白糖和冰糖，少加一些调节口味也是可以的。水果虽然本身自带糖分，但水果富含各式各样的营养素，对孩子来讲是很好的营养来源，所以水果是可以适量摄入的。

孩子以前喜欢吃的，现在为什么不喜欢吃了？

治疗的药物可能会对孩子舌头上的味觉细胞产生暂时的破坏，让味觉发生变化，也会影响嗅觉，会让孩子闻不出（或尝不出）食物本身的味道，或者闻出（或尝出）非食物的味道，例如金属味儿、泥土味儿、苦味儿。孩子如果闻出奇怪的味道或者感觉不出食物的味道，会不愿意吃以前喜欢吃的食物。我们可以尝试下面几个小方法：

（1）建议饭前刷牙漱口，这样可以一定程度地减少异味。

（2）可以尝试自制碱盐水（小苏打＋食盐）漱口，能一定程度地减少异味。

（3）不用金属餐具，改用竹子、木头、瓷制的碗筷。

（4）提供多样化的食物，让孩子可以重新选择以前喜欢或者不喜欢的食物。

（5）可以在食物中添加不同的调味料，如果没有口腔溃烂，可以尝试添加一些酸味的调料，比如醋、柠檬汁、番茄、菠萝等。

孩子不爱吃饭，还总是喜欢抱着 手机躺在床上，怎么办？

积极和孩子沟通好好吃饭的重要性。

建议家长试着学习提高烹饪技巧，通过改变食物的外观、增加色泽来引起孩子进食的兴趣。也可以准备一些健康的小食品，比如面包、牛奶、水果、酸奶等，等孩子表现出进食的欲望时及时提供给孩子。建议两餐间喝水，进食时少喝水，避免"水饱"，吃不下正餐。

如果孩子喜欢躺在床上玩手机的话，这可不是一个好习惯。一方面长时间躺着，胃肠道蠕动减弱，孩子容易便秘；另一方面手机、计算机、电视等电子产品用久了会影响视力；更重要的是，长期躺着不活动，会引起肌肉衰减，增加药物毒副作用，对治疗效果十分不利。

针对这个问题，建议多喝水或新鲜果汁，多吃蔬菜水果、粗粮、杂粮，适当地下床活动。如果活动困难，可以进行腹部按摩、床上被动活动，必要的时候可以使用辅助通便的药物。

另外家长可以多陪孩子玩游戏、做运动，适量的运动可以帮助孩子改善体能，建议每周至少要有 5 次运动，每次 40~60 分钟的中高强度体力活动。

同时减少在电子屏幕前的时间，每天控制在 2 小时以内。当然，体力活动并非时间越长、强度越大越好。每天超过 60 分钟的高强度运动会加重疲劳，反而降低生活质量。

什么是口服营养补充剂？

口服营养补充剂可以作为正常饮食之外的补充，增加营养素的摄入。当患儿对普通固体食物进食不足，或者耐受差时，口服营养补充剂可以提供均衡全面的营养，确保食欲差的时候的营养素供给充足。

口服营养补充剂分为商业成品和自制食品。如果家长希望选择商业产品，建议咨询营养师选择适合的产品和剂量。

家长也可以自己在家用搅拌机做流食（不需要破壁机，普通的搅拌机就好；当然，破壁机功率大，做出来的口感更细滑，有些孩子可能会更喜欢）。建议咨询专业的临床营养师，以便更好地制作符合孩子营养需要的流质饮食。

如果流食是孩子的唯一饮食来源，并且在治疗期间的话，建议选择全营养的特殊医学用途配方食品或肠内营养液，可以帮助孩子获得全面均衡的营养，同时降低感染的风险。如果希望自己在家做流质饮食，务必咨询专业的临床营养师，帮助更好地搭配食材，预估需要量，以满足孩子各种营养素的需要。制作流食一定注意食品卫生，做好后不要在室温下放置超过 2 小时，加盖放在冰箱里也不要放置超过 24 小时。

什么情况下需要选择口服营养补充剂？

一般如果正常膳食低于目标需要的 75%，就会考虑使用口服营养补充剂。

管饲营养一般在无法口服进食或者口服进食不足时开展。对于经口摄入困难，但消化道功能尚且完好的情况（比如患儿口腔黏膜炎严重，但肠道功能尚且健全），通常首选置管进行肠内营养支持。对于入住重症监护室的儿童患者，一般是入住 24~48 小时以内开始肠内营养；对于营养不良的癌症患儿，一般也是在无法口服进食或者口服进食不足平日的 75% 持续 3 天时开展。

什么是肠内营养？

肠内营养是指经过消化道提供营养，主要包括经口喂养和管饲喂养（包括鼻 / 口胃管、鼻 / 口肠管、经皮胃造瘘、小肠造瘘等），就是用一根管子从鼻孔或者嘴直接插到胃或者小肠里，进行营养液的输送。

肠内营养的制剂主要分为普通全营养配方、特殊疾病配方、组件（单独提供一种或者几种宏量营养物质或电解质，比如蛋白质、脂肪、电解质补液等）。按肠内营养制剂中蛋白质形式的不同又可分为整蛋白配方、肽类配方（又称半要素膳 / 配方）、氨基酸配方（又称为要素膳 / 配方）。肠内营养的制剂主要形式为液体（或者粉剂调配成液体后使用），也有其他形式，如布丁、匀浆等。

专业临床营养师会根据患儿的临床和疾病状况来推荐适合的配方以及补充形式（口服还是管饲）。首选口服，口服营养补充剂一般推荐全营养配方（就是在满足每日热量的需要下，提供足够的蛋白质以及维生素、矿物质等微量营养素，能作为唯一饮食来源满足每日营养需要）。一般经口喂养的制剂是在日常膳食的基础上使用，作为补充营养，提供一日所需的 25%~50% 的营养需要（也有的孩子需要 75% 或者 100% 完全由口服营养液提供营养）。如果无法经口进食或者进食量不足，推荐管饲。管饲又分为连续滴注、间隙喂养、灌注性喂养。管饲喂养的形式、滴注的速度以及浓度取决于孩子的疾病临床状况、消化道的耐受能力等。

什么是肠外营养？

肠外营养即通常所说的静脉营养（类似输液），就是将各种营养素混合，通过输液方式直接把营养成分送入孩子的血液里，主要分为中心静脉肠外营养和外周静脉肠外营养。肠外营养的制剂包括氨基酸、脂肪乳（鱼油、橄榄油、大豆油或是这些的混合制剂）、葡萄糖、维生素和矿物质制剂等营养素。其补充的量和浓度取决于孩子的营养需要、临床状况，由临床营养专业人员评估，经精准计算后组成。

什么情况下需要选择肠外营养？

一般情况下，如果不能用肠内营养或者肠内营养耐受差，达不到推荐的剂量，持续 3~7 天，根据孩子具体的营养和治疗情况，就应该给予适合的肠外营养。只要消化道有功能，都应该优先考虑给予肠内营养，不能因为孩子在治疗中已经有中心静脉了，可以方便地给予肠外营养而选择肠外营养。肠外营养比肠内营养有更高的感染风险；而且肠内营养有助于维持消化道功能，防止肠道细菌移位，有助于肠道的免疫功能。积极的营养支持可以改善孩子的身体和营养状况，保障治疗的顺利进行，达到更优的治疗和康复效果。

孩子有口腔黏膜炎，饮食上应当如何注意？

对于存在口腔黏膜炎（通常称为"口腔溃疡"）的孩子，按照轻重程度可以选择的饮食也各不相同。

严重型：黏膜炎症遍布口唇、舌体、上下颚，明显张口困难；进食浓度较高或是较甜的食物后都有明显的疼痛感。此时，除了做日常的口腔清洁护理外，在进食上推荐选择一些植物性的清流质（指不含食物残渣的低热量流质食物），以清淡的或过滤后的绿豆汤、米汤、小米汤、稀藕粉、稀面汤、去渣炖水果汤、蔬果汁等为主，避免过甜或过酸。但是这些食物营养密度低，尤其几乎不含蛋白质，可以加入蛋白质粉增加蛋白质摄入。如果情况特别严重，需要积极配合医生开展肠内或者肠外营养支持。待情况逐渐好转后逐渐过渡饮食种类，如特殊医学用途配方食品、半流质、软食等。

较重型：炎症以口腔黏膜及口唇为主，张口可达纺锤形；进食甜食有疼痛感，但较大的患儿尚能忍受并接受进食，较小的儿童仍拒绝进食。这类患儿推荐选用吸食特殊医学用途配方食品，再逐渐过渡饮食。

较轻型：可直接选用半流质，并辅以特殊配方奶；再根据黏膜炎恢复情况逐渐过渡饮食。保持饮食清淡，营养均衡，避免过酸、过甜、过咸的食物，少食烧烤、腌制、辛辣的食物，以免加重进食后伤口的疼痛感；另外，也应避免容易产酸及造成反酸的食物（糯米制品、甜食）。避免太烫的食物，食物温度以室温、孩子可以接受为主。

民间流传的"发物"说法有根据吗？

没有。没有必要一味地忌口发物。流行的发物名单基本上都是营养丰富的高蛋白食物。没有任何临床证据表明盲目忌口发物可以帮助癌症的治疗或者术后的康复，相反，大量的事实证明盲目忌口只会让患儿营养不良，既不利于治疗，也对手术后机体的修复不利，延迟伤口愈合，增加感染风险。

所以，盲目忌口不可取，所有需要忌口的食物，都应该是有理有据的。例如，一个孩子生病前就有牛奶蛋白过敏，一喝牛奶就会便血或者起湿疹，那么牛奶就是需要忌口的食物，治疗期间和手术以后都不应该吃。一个患儿没生病前就对鱼虾过敏，一吃全身湿疹，

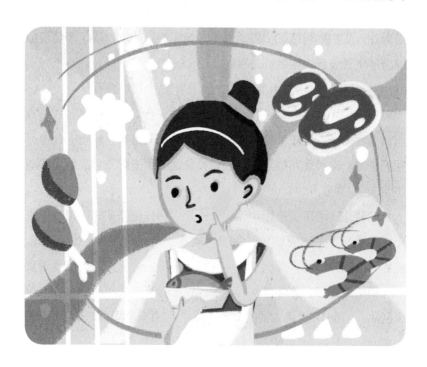

那么术后他忌口鱼虾，才是有理有据的。对于生病前或者术前能吃的食物，生病以后和手术以后都不需要忌口，只需要注意食品安全，把肉、蛋、鱼、虾做到全熟就好。

网上的食疗偏方可信吗？

不可信。建议家长不要尝试，网络上绝大部分偏方都没有用，甚至还有害。目前，没有哪一种单独的食物或者食疗偏方被科学验证是可以治疗或者辅助治疗癌症的。那么多科学家研究癌症的治疗，如果一个偏方有用，绝对不可能躲在民间默默做个"偏方"。一定要擦亮眼睛识别虚假宣传。如出现包治百病、强调短时间达到某种效果、号称可以替代常规治疗、祖传偏方秘方等类似宣传语的，强烈建议不要使用。一般过度宣传的都是没有科学依据的不靠谱产品，不仅白白浪费钱，还把患者置于危险之中。

可以用饥饿疗法来"饿死"肿瘤细胞吗？

想通过饥饿疗法来饿死癌细胞是万万不可取的，饿死癌细胞的同时正常细胞也会被饿得无法维持正常的生理代谢需要。唯有合理的营养，让细胞有充足的营养供给，才能更好地配合治疗，打倒或者控制癌细胞。

当然，医学上也有利用肿瘤供应血管的靶向治疗，起到破坏肿瘤血液供应从而"饿死"肿瘤细胞的治疗。这与通过患者饥饿从而饿死肿瘤细胞的说法完全是两回事。

护理篇

悉心照顾，病痛减半

孩子做完骨穿后，有什么该注意的吗？

骨穿（骨髓穿刺的简称）后，医护人员会用无菌的敷贴覆盖穿刺部位，并嘱咐家长为孩子压迫穿刺部位 5~10 分钟。家长需要提醒并协助孩子保护好穿刺部位。通常，24~72 小时后才能取下敷贴，在此之前需要保护敷贴部位不沾水，以免感染。如果穿刺部位有渗血、渗液等现象，需要及时通知医护人员。

孩子做完腰穿后，有什么该注意的吗？

腰穿（腰椎穿刺的简称）后，医护人员会用无菌的敷贴覆盖穿刺部位。家长需要提醒并协助孩子按压穿刺部位 10 分钟，以防出血。通常，24~72 小时后才能取下敷贴，在此之前需要保护敷贴部位不沾水，以免感染。

腰穿后要平躺（不要用枕头）4~6 小时，以免发生低压性头痛。如果孩子发生低压性头痛，可以延长平躺的时间，并且给孩子喝一些盐开水。如果情况严重，可以联系医护人员注射生理盐水。

有哪些护理器械是可以在家中给孩子使用的？

对于年龄比较大的和行动受限的孩子，有些护理器械可以帮助他们在家中过得更加方便舒适。

（1）轮椅或童车可以让孩子更便于外出参加活动。

（2）如果孩子需要长时间卧床，可以用柔软的乳胶床垫，以免身体特定部位承受过多压力。对于年龄较大的孩子来说，医用病床会更方便，因为床高和靠背角度都可以调整。

（3）可以给孩子准备洗澡椅、坐厕椅和便壶，让洗澡和如厕更容易。

可以向医护人员咨询，如何在家借助护理器械的帮助更好地护理孩子。

如何缓解孩子的口腔干燥问题？

口干和唇干是肿瘤患儿的常见问题，可能由呼吸、脱水、焦虑、药物和感染引起。家长可以让孩子舔吸冰激凌、冰块、冰冻果汁和饮料来滋润口腔、缓解口渴；如果是营养状况不好的孩子，可以把全营养的特殊医学用途配方食品调配成液体，再做成冰棒或者冰块，缓解口腔干燥并补充营养。也可以定期使用润唇膏或涂维生素 E 等，来维持嘴唇湿润，并防止嘴唇破裂。

孩子口腔出血怎么办？

如果孩子血小板低，就会比较容易出现牙龈和口腔出血。如果出血，可以用口咬住止血纱布，帮助患处止血，然后再用冰的生理盐水漱口。不要随便去除血块，以防止再次发生出血。破损的黏膜局部可用贝复济、口腔炎粉剂、云南白药等局部涂抹。

平时用软牙刷和棉签进行口腔护理，也能缓解出血症状。注意牙刷一定要软，以免加重牙龈出血。不要给孩子用牙签剔牙，同时尽量避免进食粗硬或者辛辣的食物，以免加重出血。如果情况严重，请及时联系医生采取医疗措施。

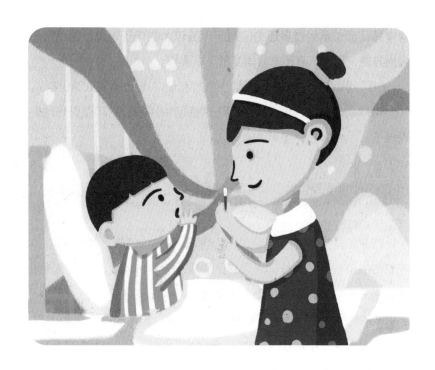

血小板过低的孩子需要注意些什么？

孩子的血小板过低（一般低于 20×10^9/L），会容易出现自发性出血，因此需要避免一切冲击力剧烈的运动（比如蹦跳、足球、篮球等）。生活中要远离尖锐、带刺的玩具和物品。摄入的饮食应为软食，不要给予骨头等易戳伤口腔的食物。保持大便通畅。年龄小的孩子保持安静，剧烈哭闹易引发颅内出血。刷牙时使用软毛刷，减轻牙龈出血。

除非医生建议，否则不要给孩子服用阿司匹林或布洛芬等容易引起出血的药物（有些非处方感冒药中可能会有布洛芬等成分，家长需要注意）。同时，不要自行给孩子使用栓剂或者测量肛温，以免引起直肠出血。

家长需要随时观察孩子的出血情况，及时发现皮肤出血点、口腔出血、鼻腔出血、消化道出血（呕吐物红色、棕色或黑色）、尿血（小便红色）和便血（大便红色或黑色）等。

血小板低于 $20 \times 10^9/L$ 或者患儿伴有出血情况，要及时预约输注血小板，必要时急诊留观处理。

孩子感到疲惫怎么办？

在肿瘤的治疗中，感到疲惫是常见的症状之一，孩子可能会说自己很累。为了帮助孩子缓解疲惫，家长可以从以下这些事情入手：

（1）家长可以做好每天的活动计划，尽可能维持孩子平常的生活状态，并根据其体能程度安排适当活动。尽量减少孩子使用电子产品的时间。

（2）尽可能每天都鼓励孩子进行锻炼活动，帮助孩子增强体力和耐力。

（3）如果孩子胃口不好，建议用少吃多餐的方式，在孩子醒着的时候，每隔 2~3 小时让孩子吃一些健康有营养的食物，并摄入足够的水分。

（4）让孩子按时睡觉，每晚获得充足的睡眠。如果孩子因疼痛而无法入睡，可以联系医护人员，咨询可用的止痛办法。

肿瘤患儿可以运动吗？

可以。运动可以提升孩子的身体素质，提高孩子对化疗的耐受性，达到更好的治疗效果，还让孩子生活更丰富多彩，促进心理健康。如果孩子身体允许，每天最好活动至少 1 小时。如果孩子年龄较大，可以活动更久。每次活动最好持续 15 分钟以上。

需要注意的是，如果孩子在治疗中出现心肌损害，需要适当减少运动量，保证安全。不同的化疗期间，其运动耐受也会有不同，在化疗期间应咨询医生。

对于维持期和完全停药的孩子，根据自身情况增加运动量及运动时间，比如快走、骑自行车、慢跑、跳有氧健身操等。运动对孩子治愈后身体健康的恢复非常有好处，但不要进行过于剧烈的运动，尤其是会出现身体剧烈碰撞的运动。

肿瘤患儿可以拔牙吗？

肿瘤患儿拔牙需要小心，尽量避免过度出血、感染。是否能够拔牙，要根据孩子凝血功能、血红蛋白水平、血小板计数、白细胞计数等指标来判断。如果孩子的血红蛋白高于 70 g/L，血小板计数高于 100×10^9/L，白细胞计数不低于 3.0×10^9/L，中性粒细胞计数不低于 1.5×10^9/L 时，且在化疗休疗期，身体状况良好，没有发热、感染等症状的情况下，是可以拔牙的。

如果孩子的身体状况没有达到这个标准，那么应该先进行治疗，等病情缓解、孩子身体状况好转后再拔牙。拔牙后，也最好使用止血药和抗生素来避免出血过多和感染的发生。

治疗中的肿瘤患儿可以打疫苗吗？

如果是正在治疗中的孩子，那么孩子的状况其实是不稳定的，要优先保证治疗的顺利进行。因为有些孩子的免疫功能被抑制（可以理解为免疫力低下），疫苗不一定能诱导正常的具有保护效果的免疫反应，反而可能诱发其他不良反应。某些疫苗接种后，孩子可能会出现短暂的发烧、呕吐或食欲不振，很难分清是治疗出现的不良反应还是疫苗的不良反应。所以正在治疗中的肿瘤患儿，不管是哪一种类型的，只要在治疗的过程中，一般不建议打疫苗。

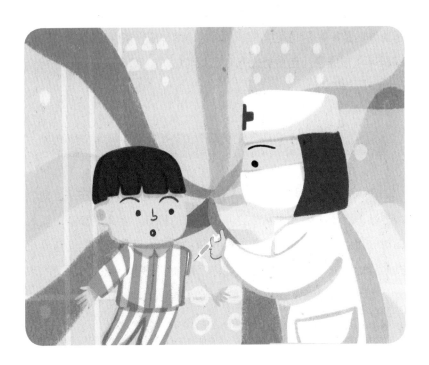

某些肿瘤患儿正值缓解期，药物剂量很低，医生会根据孩子的基础疾病以及用药的剂量，酌情选择是不是可以接种一些灭活疫苗。

所以，基本原则是：正在治疗中的肿瘤患儿，除非有特殊情况，否则一般不轻易给他（她）接种疫苗。如果家长很想给孩子接种疫苗或者确实需要疫苗的保护，需要在专业的医生指导下选择性地接种。

对于需要化疗的儿童，如何选择合适的中心静脉导管类型？

目前，常用的中心静脉导管有 CVC、PICC[①] 和输液港。CVC 适用于 1 个月之内的静脉输液治疗；PICC 多适用于静脉输液治疗少于 1 年的儿童；输液港属于长期导管，在不出现并发症的情况下可以留置体内数年。不同类型的中心静脉导管，留置条件和价格也不同，家长可以根据患儿自身静脉条件和治疗时间，配合医护团队选择合适的静脉导管。

为什么要进行 PICC 置管？

PICC 是将一根由特殊材料制作的、长长的导管，从孩子上臂的大静脉（对于小婴儿，可能会通过腿部的静脉，如大隐静脉）放入血管一直到达上腔静脉或者下腔静脉。由于上腔静脉的血流速度比其他静脉更快，因此可以更快地稀释输液的药物，减少对血管的刺激，也可以减少频繁输液对皮肤的刺激。因此，PICC 置管可以帮助

---

① CVC：central venous catheter，中心静脉导管。
PICC：peripherally inserted central venous catheter，经外周静脉穿刺的中心静脉导管。

孩子更容易地接受经静脉用药和化疗。

　　由于肿瘤患儿往往需要长期注射化疗药物，因此医生通常会建议进行 PICC 置管。

PICC 置管有什么优缺点？

　　PICC 置管的优点在于创伤小，感染概率小，使用方便，减少反复外周穿刺给患儿带来的痛苦，保证各项治疗的顺利进行。它不影响患儿正常起居活动，费用也相对便宜。

　　由于 PICC 有部分需要在体外固定，因此若维护不当可能会导致导管相关感染、导管脱出或断裂等风险。而且 PICC 需要定期维护，正常情况下需 7 天维护一次，如有穿刺处渗血渗液、敷贴卷边、穿刺部位红肿热痛等表现时需要及时进行处理。外周血管条件差时，置管可能失败。

PICC 的使用时间是多久？可以重复置管吗？

　　PICC 使用时间应根据不同导管材质和厂商使用说明，原则上不超过 1 年。但如果出现不可解决的并发症，应随时拔管。如果患儿病情及治疗需要，而且孩子血管条件允许，PICC 可以重复置管，但随着导管留置时间的延长，对留置静脉可能有一定的损伤，因此，重复置管时应避免选择同侧。

PICC 置管后，
家长在家需要多久观察一次导管？

居家过程中家长随时观察 PICC 导管的情况，每天不少于两次观察导管的情况，分别是每天清晨和每晚睡前，预防患儿晚上睡觉期间和一整天活动后出现异常，比如薄膜松脱等。发现异常必须及时就诊。

PICC 置管后，
家长在家需要从哪些方面观察导管的情况？

在居家过程中，家长必须每天随时观察导管的情况，主要包括敷料有无松脱、潮湿、卷边、污染；穿刺点有无发红、疼痛情况，有无渗血渗液；输液接头有无松脱；导管内有无回血，以及导管外露长度的变化。

PICC 置管后出现哪些异常情况时，
家长需要及时带孩子到医院就诊？

如果发现以下异常情况，家长需要及时带孩子到医院就诊：

（1）敷料有污染、卷边、松脱或潮湿。

（2）导管体内部分滑出体外。

（3）置管侧手臂麻木、肿胀、疼痛。

（4）穿刺点渗血、渗液且按压无效。

（5）穿刺部位出现红肿、疼痛、分泌物。

（6）导管内有回血。

（7）导管断管、破裂。

哪些情况属于 PICC 置管后的突发紧急情况？ 如何处理？

导管断裂、脱落及肝素帽或输液接头脱落属于突发紧急情况。发现导管断裂，请立即将可见的外露导管反折，并用干净的棉布、纱布、皮筋、夹子或胶带按压固定断管端（目的是避免导管残端滑落至血管内）。当确保外露导管残端夹闭且不会滑落至身体内后，需要马上去医院就诊处理。

PICC 置管后，在测量血压、做影像检查时需要注意什么？

（1）严禁在置管手臂穿刺口上方进行血压测量、扎止血带。

（2）普通 PICC 不可用于 CT、MRI 检查时推注造影剂（耐高压导管除外）。

PICC 置管后是否需要定期维护？ 多少天维护一次？维护时需要注意什么？

PICC 需要定期进行维护。无异常情况须每隔 7 天维护一次，如出现贴膜松动、污染等异常情况要随时到有相应资质的医院进行维护。注意维护时患儿置管侧手臂避免随意挪动，以免换药时导管脱出，且换药时患儿和陪伴家长需戴好口罩，减少导管感染机会。如有异常请及时反馈给维护的护士。

PICC 置管后，孩子能进行哪些日常的活动？哪些活动是不能做的？

在居家过程中，装置导管的一侧手臂可进行一些日常活动，例如吃饭、写字、画画、搭积木等；为促进血液循环，置管侧手臂可以做握拳、伸展等柔和的运动。但要避免置管侧手臂负重和剧烈活动，如提重物、举哑铃、引体向上、手臂过度上举、大幅弯腰、打球、游泳、长时间打游戏等。置管侧胳膊也要避免长时间被压迫或制动。

PICC 置管后孩子能洗澡吗？

装置 PICC 这一侧的手臂的清洁是非常重要的，能够避免感染的发生。置管侧手臂是可以淋浴的，但是要避免盆浴和泡浴。淋浴时可以用保鲜膜在置管部位缠绕 2~3 周作为"临时袖套"，可以加上胶布两头固定，分别确保贴膜边缘距离袖套边缘 3~5 cm，并在淋浴时举起置管侧手臂。对于不能沐浴的小朋友，可每日清洁贴膜以外的手臂皮肤。沐浴后如有敷料浸湿请及时联系护士换药。

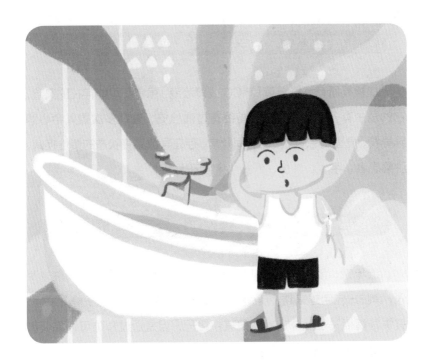

PICC置管后，平时生活中应该如何保护导管？

平时生活中为了保护PICC，可以给孩子的置管处安装保护套，比如用宽松的丝袜或网套固定（选用干净的棉质网套，有不同型号，可以根据小朋友手臂粗细选择合适的型号，松紧适宜即可），还可以穿带有加固拉链式或扣子的内衣。注意衣服袖口不宜过紧。穿脱衣服时记得先穿置管手臂，脱衣服时先脱没有置管手臂。穿脱衣服时注意勿牵拉导管，防止导管脱出。

叮嘱孩子不要玩弄导管，更不要让其他孩子接触或玩弄导管。不要在导管附近使用剪刀等尖锐物品，以免不小心损伤导管。

儿童 PICC 置管后会有静脉血栓的风险吗？

血栓是所有静脉置管（PICC 或输液港）患者都可能存在的风险。它的发生有多种因素，比如曾经有过血栓史、曾经多次置入中心静脉导管、危重病患者、凝血时间异常、存在导致高凝状态的慢性疾病、肿瘤患者、手术、外伤、低龄儿童或老人等。

怎样预防 PICC 在体内留置发生血栓的问题？

近年来，随着技术不断成熟以及大家对 PICC 的了解越来越深入，其临床应用越来越广泛，然而 PICC 置入后也会出现一些并发症，其中导管相关性静脉血栓就是其中之一，但是通过预防可以降低甚至避免血栓的发生。

首先，导管置入侧肢体要正常进行日常活动。我们强调置入侧肢体不可剧烈运动，比如提举重物、打球等，但是吃饭、写字、画画、搭积木等这些正常活动不但可以丰富患者的生活，而且可以预防血栓等并发症发生。

其次，置入侧手臂可以做握拳松拳的动作，或者应用握力小球进行手部运动，每日多次，每次 10~15 分钟，以促进置入侧手臂的血液循环。

最后，患者应适量饮水，保证每日饮水量 1500~2000 mL，以增加血容量。如置入侧肢体出现肿胀、疼痛，要提高警惕，及时就医，必要时进行超声检查，一旦确诊血栓形成应及时就医、遵医嘱给予溶栓治疗。

PICC 拔管需要注意什么问题？

拔管前建议做血管 B 超和 X 线胸片检查，B 超检查可排除血栓，胸部 X 线检查可确认导管体内完整性。拔管时可能出现局部出血、空气栓塞、拔管困难、导管断裂等并发症。因此，拔管时尽量让孩子放松，保持安静，避免哭闹。同时建议到 PICC 专科门诊或病房拔管，避免意外发生。

PICC 和输液港有什么区别？

PICC 与输液港都属于长期留置的静脉输注通道，都能在安全可靠的前提下减少孩子反复静脉穿刺的痛苦。二者对比如表 2 的所示：

表 2　PICC 与输液港对照表

	PICC	输液港
留置途径	经外周静脉置入中心静脉	经锁骨下静脉、颈内静脉、手臂贵要静脉等置入中心静脉
留置时间	1 年	根据输液港穿刺隔膜使用寿命而定，一般穿刺隔膜可接受 1000~2000 次无损伤针穿刺（通常 3~5 年）
留置部位	置于手臂肘窝处或上臂，连接器和部分导管会位于体外	置于胸壁、手臂等部位，完全位于皮层内，不与外界接触
维护周期	1 周	连续输液期间 1 周，出院期间 1 个月

续表

	PICC	输液港
优点	● 安全可靠,长期留置; ● 可输注刺激性药物,减轻患儿痛苦; ● 创伤小,感染概率小 ● 首次置管费用较输液港低	● 安全可靠,长期留置,减少普通深静脉导管长期保留在体外对生活及护理的不利影响; ● 可输注刺激性药物,减轻患儿痛苦; ● 并发症较 PICC 置管少; ● 携带方便,大大减少了院外维护次数; ● 隐私性好,且可正常沐浴,对日常生活影响小
缺点	● 对外周静脉条件要求较高; ● 并发症较输液港多; ● 每周需要换药及冲管一次,给外地及离医院较远的患者造成负担	● 首次置管费用较 PICC 置管高;如治疗周期超过 3.9 个月,经济效益更优; ● 对患儿的配合度要求较高,无法配合的患儿可能需要全麻下置管; ● 置管及后期取出港体时创伤比 PICC 置管大; ● 对患儿的健康状态要求较高,要求无感染及发热,且血常规及凝血功能皆接近正常值,因此置管时机受限; ● 如出现血、气胸,导管异位,港体翻转需手术调整; ● 置管及后期取出港体时创伤比 PICC 置管大

在肿瘤患儿中,两种输液通路都可以选择,建议听从专业人士的建议。

PICC 和输液港可以用于增强 CT 检查吗?

查看中心静脉导管说明书或者导管维护手册,显示为耐高压导管的均能用于增强 CT。

在家里，家长该如何观察输液港的情况？

如果孩子装了输液港，家长需要每天观察置管处的皮肤，看有没有发红、肿胀、发热、疼痛、局部硬块、渗液等情况。还需要注意倾听孩子的诉说，如果孩子说胸前区、置港侧手臂等部位出现肿胀、疼痛，需要引起重视。如果出现这些情况，应尽快带孩子就医。

日常生活中该如何维护输液港？

（1）每月按时去医院进行维护，冲洗导管，防止堵塞。

（2）叮嘱孩子不要玩弄皮下的注射座，也不要让其他人接触或玩弄注射座。

（3）注意保护置管处，避免外力撞击。

（4）减少置管侧的肢体上举、扩胸等大幅度活动，避免负重活动。

（5）给孩子穿宽松透气的衣服。

（6）保持置管处皮肤的清洁，每天用温水擦浴。

（7）每日观察港座周围的皮肤状况，如有异常及时回院处理。

（8）如果置港的孩子年龄较小，家长不要把手伸到孩子腋下，托举孩子抱起，也不要提着孩子两个手，教孩子学走路。大孩子应避免上肢动作幅度较大的运动，如游泳、羽毛球、篮球等。

> ## 孩子植入输液港后有什么需要注意的吗？
> ## 会有什么并发症吗？

与 PICC 以及一次性中心静脉置管等方式相比，输液港相对使用和维护方便、并发症少，显著提高了患儿和家长的生活质量。植入输液港以后不影响日常生活，但建议患儿穿着柔软舒适的上衣，避免港座局部外力撞击，避免做剧烈的肩胸部运动（如游泳、剧烈的球类运动）。

常见的并发症有导管感染以及导管相关性血栓等，临床也有发现药物外渗、导管断裂或移位、港体翻转、港体囊袋感染以及后期取港困难等，但总体发生率不高，并不常见。

> ## 输液港置入后可以游泳吗？

输液港置入后不建议游泳，游泳会引起肩部和上臂剧烈运动牵拉导致导管移位。导管移位可导致港功能障碍，从而影响输液港的正常使用。

> ## 输液港港体翻转了怎么办？
> ## 复位后会继续再次翻转吗？

港体翻转可以寻求专业医护人员的帮助。港体复位之后建议插针固定基座，嘱患者置港侧上肢适当制动 3 天至 1 周。复位后可能会发生再次翻转，必要时采用手术方法给予第二次缝合或者更换输液港港体安置部位。

输液港一天需进行几次肝素钠冲管较为合适？

一天需进行几次肝素钠冲管根据输液港使用情况而定。每次使用输液港后均应冲管，抽血或输注高黏滞性液体（输血、成分血、TPN、脂肪乳剂等）后，应立即冲干净导管再接其他输液；如持续输入高黏滞性液体，应每4小时冲管一次；如果是两种有配伍禁忌的液体之间，治疗间歇期每4小时冲管一次；连续性输液，建议至少每8小时冲洗一次，避免阻塞。但冲管使用生理盐水即可，封管需用肝素钠。

输液港出现未回血情况是否需要处理？超过几天未回血要处理？从输液港抽血的注意事项有哪些？

输液通畅但回抽无回血的情况原因有很多，常见的如导管末端贴壁以及导管末端纤维蛋白鞘形成等。如果是导管贴壁导致，可以尝试通过改变体位以及调整导管末端位置等方法处理；如果是导管末端纤维蛋白鞘形成，早期可以通过冲管等手段尝试处理，陈旧性的纤维蛋白鞘很难处理，如果确认导管走行及末端位置正常，且没有影响输液，可继续使用，如果无法回抽且严重影响输液，需要考虑拆港更换通路。

所以，在发现回抽困难时应该第一时间分析和查找原因，争取第一时间解决。

从输液港抽血应按照规范流程来操作：初始抽出至少 2 mL 血液丢弃，再更换注射器抽出所需检查的血液量。特别注意采血培养前不冲管不弃血，抽完血后需彻底冲管，更换输液接头。

孩子输液港创口处长了两颗肉芽，该怎么办？

创口的肉芽一般是切口疤痕增生引起的。如果港座和导管没有阻塞或者感染，不影响输液港的使用，无须特殊处理，可在输液港拆除时一并切除修复。平时注意保持局部的护理和卫生。

由于孩子生长发育，输液港感觉很紧，但肿瘤术后有残留，有必要取出输液港吗？

可以拍 X 线片，了解导管尖端是否有明显移位。如果移位太多，发生堵管的风险就会增加。如果孩子结束化疗超过半年，同时移位太多，可考虑取出输液港。

随小朋友生长发育，输液港导管末端位置可能会有不同程度的上移，导管深度过浅，堵管的风险可能会增加。通过胸部 X 线摄片可以了解末端移位的程度，只要导管依旧通畅，末端位置仍在允许的范围内，可以继续使用。

化疗已经完成，什么时候取输液港合适？

恶性肿瘤治疗结束后均要求规律随访，不同疾病复发的概率和高峰期有所不同，要求的复查频率和周期也相应有所不同。一般建议在复发高峰期之后取出输液港，多数的患儿可以考虑在治疗结束后半年到一年取出。

随访期间应定期维护输液港，并定期复查胸片及血管超声，确认导管位置、有无血栓等，如有异常可能需要考虑提前拆除输液港。具体计划应该由孩子的主管医生综合肿瘤的性质、危险度分组以及其他信息制定。

康复篇

按时复查，积极随访

结束治疗后为什么要进行随访？

治疗后的几年里，定期进行随访和后续检查十分重要。需要着重观察肿瘤有无复发迹象，以及治疗产生的短期和长期毒副作用。这对提高长期存活率和生活质量都至关重要。

结束治疗后如何复查？

无论对于哪种类型和危险度分组的肿瘤，复查都很重要。复查一般遵循"先紧后松"的原则，开始复查的时间间隔较短，如根据肿瘤类型的不同，前6个月每1~3个月做一次复查，后面每3~6个月复查一次。一般要做到5年随访，最好能够终生随访。

复查项目主要包括与疾病相关选择性超声（原发病灶、移转病灶部位、并发症易感部位各个疾病和各个个体不同，所以对每个人的选择不同）、CT平扫+增强、磁共振（MRI）平扫+增强等影像学检查以及血常规、生化指标及肿瘤标志物等血液检测项目，以后会引入一些有关儿童生长发育的评价指标。对于疫苗接种，建议在化疗结束半年，经过完整的免疫系统评估之后再进行。

目前，没有任何证据表明饮食和肿瘤的复发有相关性，因此正常饮食即可。

结束治疗后小朋友可以回学校上课吗？

整体而言，是可以的。但这个问题需要考虑不同地区、学校、

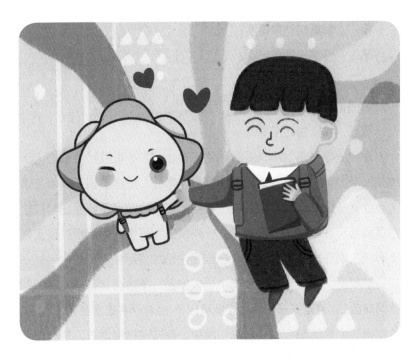

环境以及孩子的心理状况。首先，家长要考虑同学和老师是否会出现歧视和排斥。通常在经济发达的地区，由于宣传教育比较好，社会较宽容，家长与学校和老师沟通后，老师和同学不但不会歧视，还会异常友好。但现在并不是所有地方都是如此。其次就是学校卫生环境和空气环境的问题。班级学生太多，教室内空气质量可能较差，容易发生感染。幼儿园也存在同样的问题。如果幼儿园或学校没办法达到比较好的卫生条件时，就要慎重考虑复学问题。

结束治疗后生活中要注意什么？

结束治疗之后的注意事项可以总结为五点：

第一，复查随访很重要；

第二，预防接种要记牢；

第三，均衡饮食如良药；

第四，运动锻炼不可少；

第五，学校生活慢慢调。

现代医学发展到今天，在医生、护士、家长以及社会爱心人士的共同努力下，儿童实体肿瘤的预后非常好。当这些孩子恢复正常生活后，一定要让他们融入学校生活。在对待孩子重新回归学校这件事情上可以把家长分成两种：一种是认为孩子因为治疗耽误了几年时间，现在好不容易治好，一定要快马加鞭尽快赶上去；另外一种截然相反，家长认为孩子吃了这么多苦，不想再让孩子吃苦，希望顺其自然，甚至孩子不想上学就可以不上。这两种态度都是不对的。希望家长们能够配合学校老师和医生，帮孩子慢慢调养，最终帮助孩子成为对社会有益的人才。

另外，在中国可能因为文化背景的原因，很多孩子生病以后，家长不希望亲戚朋友知道，也不希望学校知道，更不希望社会知道。这种教育和国外完全不一样。其实孩子在生病的几年中能体会到有很多人在关心他，同时，家长如果能通过言传身教对孩子进行感恩教育，孩子会心怀感恩，对他们人格的成长非常有益，未来也会用自己的能力回报社会，这对于其他的肿瘤儿童也是一种帮助。

治疗结束后孩子的饮食需要注意些什么？

治疗刚结束，孩子的免疫力可能还没有恢复到同龄孩子的水平，需要注意食品安全，避免吃食品安全风险高的食物。同时要帮助孩子摄入营养均衡全面的膳食。好的膳食是身体恢复的关键。可以参考我国膳食指南的推荐，多吃五谷杂粮、少食精白米面；多吃蔬菜水果，少食深加工零食；多吃优质蛋白（如肉、蛋、奶、禽、大豆及大豆制品等）；适当控制红肉，少食加工肉类（腌肉、香肠、腊肉等）；适量乳制品和坚果，控制油盐。注意不要过度饮食，避免超重。可以到专业的营养门诊，给孩子做一个营养评估，获得具体的指导方案。

结束治疗后可以吃
保健品来提高免疫力吗？

提高免疫力是身体的一个综合而复杂的过程，并不是吃某一种或几种保健品就可以提高免疫力，也不可能一蹴而就，而是一个相对长期的过程。建议可以从四方面来帮助提高免疫力：

（1）营养均衡的膳食：简单可以概括为五谷为主，多吃蔬菜水果，多吃优质蛋白（如肉、蛋、奶、禽，鱼虾、大豆及大豆制品等），适量乳制品和坚果，限制高糖、控制油盐。一般没有必要特地去吃某种特殊的食物或保健品。如果孩子食欲依旧不好，进食量低，在给孩子提供营养丰富的食物、鼓励进食的同时，也可以考虑给孩子提供全营养的特殊医学用途配方食品来补充营养。

（2）适量的运动有助于身体恢复：孩子治疗刚结束，身体会比较虚弱，不需要大量剧烈运动，但是可以每天多活动，户外空气好的时候，也多去户外活动。

（3）保障规律且有质量的睡眠对身体恢复和免疫力都很有帮助。不同年龄推荐的睡眠时间：

婴儿（12个月以内）：12~16小时；

1~2岁：11~14小时；

3~5岁：10~13小时；

6~12岁：9~12小时；

13~18岁：8~10小时。

（4）保持好心情、减少压力：心情舒畅对免疫力也有帮助，长期压力大不利于提高免疫力。对于年龄较小的孩子，可能他（她）懂的不是很多，可以在治疗和生活中多一些游戏。如果是大一些的孩子，自己也会担心自己的疾病，如有需要，建议咨询儿童心理专业人士给孩子进行心理辅导。

（5）膳食补充剂补充：很多孩子治疗后会呈现骨质不足和维生素D水平低下，这一方面和饮食有关，另一方面与日常的活动、生活方式有关。所以为了改善这方面营养素不足导致的营养素缺乏病，需要经专业指导后进行适当补充。

孩子结束治疗后，需不需要补充营养素？

"结疗"意味着治疗结束，疾病已初步治愈，后期的主要目标是树立健康的生活方式、提高生存质量、防止癌症复发。对于治疗结束的孩子建议建立健康的生活方式，包括营养均衡且全面的膳食、规律运动、保障睡眠治疗、保持良好的心情，以提高健康水平及促进生长发育。健康饮食即营养均衡且全面的饮食，可以参考中国膳食指南，每天都能吃到全谷类食物、肉、蛋、奶、新鲜蔬果，最好能每天摄入12种及以上不同食物（葱、姜、蒜等烹饪的调料也可以算在这 12 种食物里)，每个食物组的推荐量也根据年龄不同。通常，如果孩子食欲、食量好，可不用额外补充营养素；如果孩子食欲没有恢复，或本身存在挑食、偏食等问题，导致摄入不足，建议在鼓励进食的同时，适当补充特殊医学用途配方食品或者口服肠内营养补充剂一段时间。其他营养素的补充建议在医生和临床营养师的指导下使用，会综合考虑孩子的疾病、膳食、活动，以及用药情况。例如，户外活动较少的儿童可能需要补充维生素 D，不喜吃奶制品的孩子可以适当补钙，有慢性腹泻儿童可能需要适当补锌和 B 族维生素。另外，家长常问的海参、灵芝、燕窝等补品，并没有什么显著的临床疗效，不建议给孩子补充。

孩子结束治疗后能吃外面的食物吗？

虽然孩子已经初步治疗结束，但结束治疗初期身体免疫力仍未完全恢复，所以建议家长和孩子继续注意饮食卫生和安全。保证食材新鲜、卫生，食物烹饪彻底做熟，厨房用品及餐具清洗干净，定期消毒。选择巴氏消毒的液体饮品，不要吃剩饭、剩菜，不要把水果烂掉的部分剜掉再吃。结束治疗初期尽量避免在外就餐，如迫不得已需在外就餐，建议选择正规且卫生合格的餐馆，并选择卫生风险小的食物，避免凉菜、快炒未熟透的食物、自制饮品、生的鱼或者贝壳类、生的坚果等。后期根据复查情况，恢复良好且病情稳定的孩子，可以逐渐恢复普通膳食，但基本的饮食安全及卫生仍需保证。

结束治疗后的肿瘤患儿可以打疫苗吗？

一般来讲，结束化疗 3~6 个月以后，根据孩子免疫功能恢复的情况，会优先接种相对安全的灭活疫苗，减毒活疫苗需要评估免疫功能后才开始接种。

对化疗结束后的疫苗接种，不同的疾病有相对应的指南。部分肿瘤宝宝结疗 3~6 个月以后接种灭活疫苗，半年以后监测免疫功能，结合孩子的恢复情况决定是否可以接种减毒活疫苗。肿瘤患儿一般会定期随访，家长焦虑的话，也可以定期咨询专科医生，疫苗接种方案有很大的个体差异，医生会根据孩子的恢复情况来决定是不是可以接种疫苗。

肿瘤外科或者肿瘤内科的专科医生对疫苗都有一定程度的了解，所以不一定每个孩子都要到免疫咨询门诊来咨询，也可以在孩子就诊的肿瘤专科医生那里咨询，一起来制定一个最适合的疫苗接种方案。

如果孩子因为得肿瘤错过了特定年龄该接种的疫苗，会影响上学吗？

首先给大家一个定心丸：疫苗没接种全不影响入学。

为什么入学一定要查免疫接种本呢？这是因为孩子入学以后会进入集体生活，交叉感染的概率相对会高很多，所以学校会检查孩子的疫苗接种情况，如果有漏种，会提醒孩子去接种，但并不是说孩子不能上学。所以家长不用担心孩子疫苗没有接种全不能上学。

接种疫苗是全球的公共卫生项目，每个国家都非常重视。在疫苗接种方面，大家都希望接种率能够达到最高。生病的孩子因为各种原因未能及时接种疫苗，学校需要提醒孩子去接种，交由医生去评估。如果能接种当然最好，因为接种后孩子就得到了疫苗的保护，在读书期间不会因为患某些传染病而耽误学习。但是如果因为某种原因不能接种，也依旧会让孩子上学。

如果孩子因为得肿瘤错过了特定年龄该接种的疫苗，或者错过了其中某几针，之后能补种吗？会影响疫苗效果吗？

某些疫苗在特定年龄范围内如没有接种，后面就无须接种，比如 4 周岁后没有必要补接种卡介苗，因为孩子已经过了这个疫苗所能预防疾病的高发年龄。很多错过特定年龄接种的疫苗是可以补种的，建议咨询专科医生，尽快把疫苗及时补上。

有一些疫苗需三剂、四剂才完成接种程序，孩子生病之前如果只接种了一剂或者两剂，后面还落下了一到两剂怎么办？一般来讲，孩子后面只要把整个程序补全就好，不需要从零开始。从零开始的是那些做了造血干细胞移植的孩子，这些孩子相当于免疫功能清零，那么就得从头开始疫苗接种。目前，已经开展了对于肿瘤儿童化疗结束后的接种程序的研究，由于化疗药物对免疫功能具有强大的抑制作用，研究结果倾向于对于部分高危疾病的疫苗还是需要重新接种，比如乙肝疫苗、麻疹疫苗等。

如果孩子确实不适合打疫苗，还有什么好的办法可以保护孩子吗？

有，那就是跟孩子生活在一起的大人和小孩都去接种各种疫苗，对生病的孩子就是一种保护。

在学校也是这样。肿瘤疾病的孩子在学校人数非常少，如果同班同学全都接种了疫苗，对未能接种疫苗的孩子也是种保护。所以家长可以这么认为：孩子生病后是否能接种疫苗，需要专科医生来定，但是家长可以去接种疫苗，家长不生病，对孩子就是一种保护。

儿童肿瘤5年不复发，就算治愈了吗？

专业人士很少用"恶性肿瘤痊愈"这个说法。一般来说，儿童恶性肿瘤大部分恶性程度高，生长迅速，但往往也对化疗、放疗等治疗措施敏感。对于这样的肿瘤，治疗后如果5年不复发，再复发的概率很小，就可以理解为临床治愈。也有一些低度恶性肿瘤和个别特殊的肿瘤会有远期复发，但毕竟是少数。这些并不绝对，需要强调的是，目前恶性肿瘤的治疗手段可能会对儿童带来一些远期的毒副作用，所以即使超过5年未复发，也要注意坚持定期随访，注意可能出现的肿瘤本身以及治疗手段对儿童健康的远期影响。

如何防止肿瘤复发？

第一，采取肿瘤多学科诊疗模式（multi disciplinary team, MDT）提出适合患者的最佳治疗方案，继而由相关学科单独或多学科联合执行该治疗方案，进行规范化治疗。

第二，坚持完成全程的治疗。

第三，一定要按时进行复查评估，尤其是在刚刚完成治疗的18个月内，复查非常重要。建议所有儿童恶性肿瘤至少随访5年以上，国外实际上已经做到了随访10年甚至20年。

第四，坚持良好的生活方式，健康饮食，适当运动，保持良好的心情和充足的睡眠。

肿瘤有5年生存率这样的说法，并不是指孩子只能存活5年，而是5年以后复发的风险就会大大降低。建议各位家长在完成所有治疗以后，至少要带孩子随访5年，这是一个基本的要求。

为什么康复后还需要一直
保存治疗时的病历记录？

肿瘤治疗过程中的化疗、放疗等有远期毒副作用。多年之后，小部分病友有可能出现二次肿瘤，而且这种风险与治疗时的方案和剂量相关。因此，即便是患儿成年后，也需要坚持定期复查，以便监测远期毒副作用。孩子治疗期间完整的病历记录，能够帮助医生了解治疗肿瘤时所用的方案，以便进行更准确的检查和判断。

康复后需要控制体重吗？

治疗结束后需要注意生活饮食习惯，控制体重。超重会增加很多日后患癌症的风险，如乳腺癌、胰腺癌、直肠癌、子宫内膜癌等。

康复后能正常运动吗？

康复后推荐进行适当的规律运动。如果有条件，可以考虑每天30~60分钟的中强度运动，如快步走、骑自行车、瑜伽、乒乓球等，每周也可以加上适量的高强度运动，如跑步、游泳、跳绳、有氧操、篮球等。

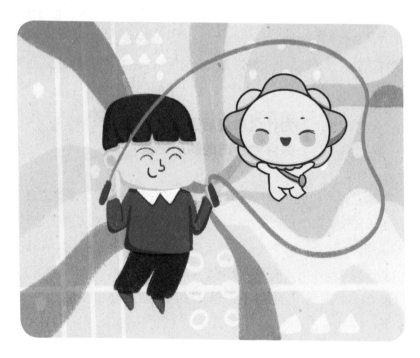

康复患儿成年后结婚生子是否受影响？

随着医疗技术的进步，儿童和青少年肿瘤远期生存率不断提高，但难免会留下某些印记，包括生理或心理的。例如生育问题，这可能会是困扰患儿及家属数年或数十年的一个梦魇，因此肿瘤患者成年后能否结婚生子受到广泛关注。化疗和放疗可能会损害儿童和青少年肿瘤患者的生育能力。这些患儿的生育能力是否正常或接近正常，跟疾病治疗过程中化疗药物的种类和剂量、放疗的部位及剂量、手术的方式等多种因素相关。

需要注意以下问题：

第一，如何与孩子讨论生育问题：

对于小小孩，不用谈，因为他不懂，与监护人充分沟通。

对于大小孩，建议让其（包括监护人员）参与讨论治疗对生育能力的影响。找一个与其年龄相称的方式进行讨论，在医生的帮助下耐心解释治疗过程、潜在风险、治疗成功率和失败率，询问生育意愿，在治疗前达成共识。

第二，如何保护生育能力：

对于女孩来说，肿瘤的治疗使其在成年后发生卵巢早衰和不孕的风险增大，可能严重影响成年幸存者的生活质量。卵子冷冻是青春期后患者保存生育能力的标准方案，卵巢组织冷冻是青春期前儿童保存生育能力的主要方法。对于移植卵巢组织有肿瘤细胞种植风险的患者，卵泡体外培养和人工卵巢可能是未来生育能力保存发展的方向。对于青春期的男孩来说，可以考虑化疗前将精子保存到精子库。当然，这些生育能力保护的措施目前多处在研究阶段或起步阶段。

在患儿肿瘤治疗完成后，应定期到内分泌专科评估生长发育状况，以动态评估生殖功能相关的指标，必要时进行合理的干预和治疗。

生育是个大问题，事关幸福指数高低，防患于未然，尽量让人生不留遗憾。

如何关注肿瘤患儿康复后的心理健康？

家长应当引导孩子以积极的态度正视疾病、接纳自己身体的变化。儿童肿瘤及其治疗的过程对孩子是很大的挑战。疾病和治疗造成的身体变化和痛苦、治疗期间被隔离而缺少外部同伴接触、学业的落后，以及担心自己不被同伴接纳等都会影响患儿的心理健康。在治疗的过程中，在保证卫生的前提下，多鼓励患儿维持与外部的接触，和同学朋友或患友一起玩，尽可能维持病前所熟悉的生活活动环境，例如住院期间可以接触到熟悉的家人以及物品；在条件许可的情况下，重回校园，尽早重新融入社会生活。如果孩子或者家庭照顾者有心理困扰，可以请心理医生进行干预。

肿瘤患儿由于在童年时期经历了特殊的磨难，他们往往比其他儿童心理更成熟，意志更坚强。家长们一定要树立信心，积极乐观，才能更好地陪伴孩子渡过疾病痛苦期。

如果不得不分别……

> ## 是否与患儿交流病情问题，
> ## 尤其是坏消息？如何与他们交流？

在这个问题上东西方文化差异巨大，也会受到生活环境、父母受教育程度，孩子年龄和疾病的影响，由此我们可以看到，对于这类问题的答案是没有对错之分的。

如果父母和患儿双方都已经准备好，就可以沟通病情问题。什么是准备好？孩子可能会在和父母的沟通中透露出自己对病情的理解或者是对病情渴求知晓，比如"我是不是要死了？""为什么我的手不能动了？""妈妈再生一个弟弟吧，让他来替我照顾你们"……这些都是孩子释放出来他们准备接受病情的信号。父母或者其他照顾者在孩子释放出信号前先问问自己的内心，如果孩子询问起与病情相关的任何问题，自己希望如何回应？如果父母的回答是不希望和孩子讨论病情，那么就是自己还没有准备好，反之，父母也已经做好了准备。

当双方都准备好了，沟通的恰当时机就会自然而然出现。父母最了解自己的孩子，所以沟通时不用担心会说错话，跟随自己的内心，把当时想说的话说出来就可以了。唯一需要注意的就是不一定说出所有病情，但一定要说实话。不要说"你一定会好起来""不要瞎想了，医生给你用些药，过几天我们就能回家了"……每个孩子都会对自己身体变化有准确的认知，一旦发现这些话是不真实的，孩子就不愿意再讨论与病情有关的问题了。

孩子知道了自己真实情况后反应不一，哭泣、难过都是正常的情绪表达，父母不要惊慌，给孩子时间接受结果，孩子很快会回到现实中，并且愿意自己安排后续的生活，照顾者可以根据情况尽量完成心愿。

> ## 如果孩子不幸离开，如何尽可能让他（她）最后的时刻过得舒适安宁些？

尽管儿童肿瘤整体治愈率很高，但有时，我们不得不面对孩子将要不幸离开的事实。在最后的时刻，家长依然可以做一些事情，让孩子走得更加舒适安宁：

（1）在最后几天，有些孩子可能会感到疼痛加剧、恶心、缺氧，甚至焦虑和恐惧。这会让他们变得混乱、情绪不安、易激惹，甚至无法入眠。这时，家长需要做的是去检查是否有明显的原因致使孩子不适，比如，孩子是不是尿床了、太冷了或太热了，或者是否需要改变一下姿势。同时，家长还可以轻声跟孩子说话，保证自己一直陪在他（她）身边，握住孩子的手，抚摸孩子的脸等。这些都有助于减轻孩子的焦虑，提升他（她）的安全感。家长还可以给孩子播放音乐或视频，给孩子讲故事，这些也能让孩子获得心理慰藉。

（2）如果孩子持续表现得不安或痛苦，可以寻求专业人员（如儿童舒缓治疗专业团队）或医护人员的帮助。专业人员和医护人员能够更好地判断孩子的状况，使用止痛、镇定或其他药物减少孩子的不适。

（3）如果孩子出现恶心或呕吐，可以将饭菜换成清淡好消化的食物，少量多餐。同时，最好避免在孩子周围出现强烈的刺激性气味，比如油烟味、空气清新剂、香水味等。如果情况严重，可以联系医护人员使用止吐剂类药物。

（4）如果孩子对饮食失去了兴趣，但嘴部发干，可以用吸管、勺子或注射器给孩子喂点饮料，也可以用浸湿的海绵或棉签滋润嘴部（如果孩子已经意识不清，一开始可能会咬住海绵，不过只要家长一直抓住海绵，孩子最终会松口），还可以让孩子含一块冰块，或者给孩子擦润唇膏。

（5）如果孩子出现大小便失禁，可以使用尿布、一次性尿垫或一次性床单让孩子保持干爽得体。在某些情况下，也可以咨询医护人员，看是否需要用排尿管导出尿液。

（6）有的孩子手脚肢端血液循环通常会变慢，这时，手脚的皮肤会摸起来有些凉，看上去偏白、偏蓝或者有一些斑点。家长可以给孩子穿上喜欢的袜子，给手脚盖上垫子或毯子，这会让孩子感到舒服一点。有时，轻柔的按摩可能也会有帮助，可以咨询医护人员是否可以给孩子按摩、如何按摩。

（7）要记住，在这段时间里，家长最重要的使命就是待在孩子身边陪着他（她）。

> **如果孩子状态不好，看上去已经陷入昏迷，陪伴和交谈还有意义吗？**

有时，病痛和药物可能会让孩子看上去陷入睡眠，无法交谈，但有的孩子可能仍然能听到家人的声音，此时的交流依然有意义。因此，家长可以继续用安静缓和的语调和孩子说话，也可以用其他方式让孩子知道家长陪在身边，比如，握住他们的手，念他们熟悉、喜欢的故事或读物给他们听，或者播放一些他们喜爱的音乐，甚至可以借此机会讲一些对双方都很重要的话。能听到家人的声音，知道家人在身边。这可以让孩子感到安慰和放心。

> ## 如果孩子将要不幸离世，
> ## 家长该如何面对这件事？

对一个家庭而言，孩子的离开会引发剧烈的痛苦，没有任何家长可以准备充分到完全能够接受孩子的去世。哪怕对孩子的离开早有思想准备，但在孩子真正离开的那一刻，家长还是会受到强烈的情感冲击——家长可能会被悲伤淹没，也可能想独处一会儿，或者想给家人和朋友打电话。

对于家长来说，需要意识到的是：在孩子离开之前，最重要的事是用一段比较私密的时间，和孩子待在一起，与孩子进行有意义的告别。以下是一些有用的建议：

（1）在孩子离开前，帮助孩子完成未完成的心愿，让孩子知道家人爱他（她），并会永远记住他（她）。

（2）和孩子一同制作纪念品，比如纪念册、保存孩子的头发或私人物品等，还可以和孩子一起给孩子喜欢的亲友写信。

（3）和孩子一起度过私密的时光，一起听孩子喜欢的音乐，抱着孩子与他（她）交谈，还可以和孩子一起睡觉。

（4）有的孩子会陷入嗜睡，难以清除口腔中的分泌物，使呼吸声变得粗重。这种呼吸本身并不会给孩子带来痛苦，但可能会让家长倍感煎熬。这时，可以播放一些背景音乐来分散对于呼吸声的注意力。条件允许的话，家长也可以在孩子的身边躺下，这可能会有助于减轻孩子的呼吸声。

（5）在最后的时刻，有时有的孩子会发生"周期性呼吸"现象，即暂时停止呼吸，然后再次开始呼吸，中间的暂停可能会持续几个小时甚至更久，而且很难预测呼吸是否会彻底终止。这种呼吸不会给孩子带来痛苦，但对于家长来讲却是一种折磨。家长需要提醒自己，此时最重要的事情，就是在孩子身边陪伴着他（她）。

家长也可以与亲朋好友交谈，向他们倾诉自己的情绪，亲友的支持往往能起到很大的帮助。

后 记

在本书编写过程中，我想特别感谢参与内容编写和专业审核的专家们，这66位专家中有专长于儿童肿瘤治疗的外科医生、内科医生、放疗科医生，有长年在病房永远守护在照顾患儿第一线的护士，有为患儿进行营养评估和干预的临床营养师，有专注于癌症患者心理健康的心理咨询师，还有为患儿家庭带去身心全方位支持的医务社工。对于这些专家来说，日常工作都是非常繁忙的，但是在接到审核邀请的时候，都没有半点儿推辞和迟疑，牺牲本就不多的休息时间为本书进行审核。我经常在半夜，甚至是凌晨收到专家审好的稿件。有时候看似短短的一个回答，专家却要查阅多篇文献，字斟句酌，确保传达给患儿家长的信息是准确的。也正是有了这66位儿童肿瘤领域顶尖专家的参与，让本书相当于组建了一个超级豪华的多学科诊疗团队，用200多个常见疑问和答案，为孩子们的康复保驾护航。

我还想感谢参与本书编写工作的向日葵儿童志愿者们：霍子荷、李锴森和吴培煌参与了部分内容的整理；袁琳为本书内容进行了细致的校对；还有两位特殊的志愿者——秘文艳和重庆奇恩少儿关爱服务中心的负责人窦瑾，试读了全书初稿并从患儿家长的角度提出了很多宝贵意见。

感谢勺子，她作为"百问百答"系列的插画师，为本书创作了数十幅充满童趣的插画，在严肃的科普内容中，增添了活泼的风格。

还要感谢老朋友，清华大学出版社的胡洪涛和王华两位编辑，感谢他们一如既往的鼎力支持，让这本书保持了一贯的高水准，第一时间呈现在大家的面前。

我们所有人的努力，都是为了一个共同的愿望，那就是用科学与知识赶走迷茫与恐惧，希望每一位肿瘤患儿都能早日战胜疾病，恢复健康！

专业点燃希望！

左佳

拾玉儿童公益基金会项目总监